きらめきの
クリニック女子！

接遇・教育・心構え・お悩み解決まで

【監修】
内藤孝司
柊クリニックグループ理事長兼 CEO

【著】
後藤のり子
永延梨沙
柊クリニックグループ教育マネージャー

中外医学社

著者

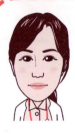

後藤のり子（ごとうのりこ）

柊クリニック教育マネージャー．愛知県内にて5つのクリニックを展開する，医療法人る・ぷてぃ・らぱん 柊クリニックグループでスタッフを統括している．
金城学院大学にて高校と中学の家庭科の教員免許を取得後，非常勤講師，衣料販売職等を勤め，医療事務の専門学校に通い，平成11年より柊みみはなのどクリニックに勤務．以後20年に亘り勤務し，令和元年7月より現職．

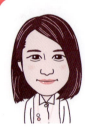

永延梨沙（ながのぶりさ）

柊クリニック教育マネージャー．後藤のり子とともに，柊クリニックグループでスタッフを統括している．
平成20年 三幸学園名古屋医療秘書専門学校卒業後，同年柊みみはなのどクリニックに入職し，平成31年より現職．平成30年8月より，三幸学園名古屋医療秘書専門学校でも講話講師を務めている．

監修者

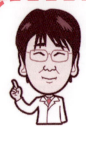

内藤孝司（ないとうこうじ）

医療法人る・ぷてぃ・らぱん 理事長．平成5年愛知医科大学卒業後，西尾市民病院，名古屋大学医学部，東海市民病院で勤務し，平成11年柊みみはなのどクリニック開院．ドラッカー理論を経営に活用し，現在愛知県内にて5つのクリニックを展開している．著書に『ぼくが一番電子カルテをうまく使えるんだ！』『グレートクリニックを創ろう！―ドラッカー理論を経営に活用する本―』など．

自分の人生の選択を
自分の力で正しいものにした二人の物語

　これからの医療事務の方々に求められることは「前向きな考え方と正しい行動習慣をもち，主体的・積極的に仕事に取り組むことで，医療機関における医療事務の仕事を価値のあるものにする」ことだと考えています．その観点からすれば，本書を書かれた後藤さん・永延さんは，自分で道を切り拓き，柊クリニックグループ内での医療事務の役割に大きな意味合いを与え，他のスタッフの「働き方」に大きな影響を与えています．そして本書を世に出すにあたり，それはグループ内にとどまらず，日本中のさまざまな医療機関の医療事務の方に影響を与えていくことになるのかも知れません．

　私は，十数年前からコンサルタントとして柊クリニックグループの運営をサポートしています．とはいっても，お二人の成長は（本書の中では一部私を持ち上げてくださっていますが）私の功績は微塵もなく，自分自身の決断と行動で成長してゆかれたのです．どちらかといえば私は待ち時間の短縮などオペレーションの改善や，グループ診療拡大の過程の中で，お二人に無理難題をお願いする側の人間だったといえるかも知れません．

　後藤さん・永延さんが柊クリニックグループで働く中で，時系列に自分たちに起こったでき事を赤裸々に書かれた本書．読まれた皆さんはどのように感じられたでしょうか？　さまざまな困難や次々と訪れる新たな展開に翻弄されながらも前向きに進むお二人の姿．決して順風満帆ではなく，皆さんと同様に時にはネガティブになったり，法人の方針に疑問を感じたり，上司・同僚との関係に葛藤を抱えながらもそれを乗り越えていかれた過程にこそ，皆さんに感じ取っていただける何かがあるのではないか？　と思います．

　皆さんの中には「職場環境が良かったから，あるいは成長する環境が整っていたからこれだけのことが書けるのではないの？」と思われる方もいらっしゃるかも知れません．もちろん，現在では主体性や積極性を推奨する，柊クリニックグループ内の優れた環境が存在することは事実です．

　しかし，そうした環境は初めからあったものではありません．

　そもそも，グループの最高経営責任者である内藤理事長は決して「聖人君

子でとても人徳の高い方」，という訳ではなく，「グループ内で神様仏様のように尊敬されている存在」でもありません．医療機関における一般的な上司や院長とさほど変わらないように思います．それでも後藤さん，永延さんは成長してゆき，さらにお二人に続く優れたリーダー達が次々と育ってきているのです．それはなぜか？

　それは，後藤さん・永延さんが医療事務だけでなく，グループで働く全スタッフの「働き方」について「道を創ってきた」からです．

　後藤さんのひたむきな仕事に対する姿勢や，永延さんの現状をより良いものに変えていこうとする行動力が，トップである内藤理事長のマネジメントスタイルを変えていったといっても過言ではありません．
　内藤理事長が経営者として素晴らしい点があったのだとすれば，スタッフを大切にすること，継続して成長の機会を与えることの重要性をドラッカーを通じて学ばれ，使命をスタッフ達と共に定め，その使命に基づいた行動を徹底的に推奨したことだと思われます．そして細かな失敗を気にせず，スタッフの主体的・積極的な行動を全面的に支援されたことでしょう．
　それにより，柊クリニックグループのスタッフの皆さんは，理事長や上司が何かを指示しなくても，使命に基づいて自分たちの頭で考え，毎日の診療業務にプラスアルファの取り組みを続けておられるのです．前向きな考え方や正しい行動習慣が仕事を価値のあるものに変えていっているのです．

　小学生・中学生時代の卒業文集や作文で，「将来就きたい職業」を書かれたご経験を皆さんもお持ちかと思います．その中で，「医師」や「看護師」と書かれることはあっても，残念ながら「医療事務になりたい」と書いた方はほとんどいらっしゃらないのではないでしょうか？　後藤さんや永延さんも例外ではありません．本書にあった通り，後藤さんは当初教員を目指されていましたし，永延さんも医療事務の仕事に就こうと思われたのは高校3年の秋と書かれています．しかし，今ではお二人とも「医療事務の仕事は天職である」とお話されています．お二人は「医療事務になる」という人生の選択を自分たちの努力，行動によって正しいものにし，価値のあるものにさ

れたのです.

　誰にでも二人のような存在になる可能性が十分にあるということ，そしてそのために大切なものは前向きな考え方と，正しい行動習慣をもち，主体的・積極的に仕事に取り組むことであることを，繰り返しになりますが，お伝えしておきたいと思います.

　与えられた仕事だけをこなして，それなりの給与をもらって，時には愚痴を言いながら「仕事は仕事」と割り切って働くこともできるかも知れません.

　一方で，さまざまな困難はありながらも患者さまのためにできることを増やし，主体性・積極性をもって仕事に取り組む．場合によっては上司や後輩の考え方さえも良い方向に導き，自分たちが働く職場環境を改善する．それによってより良い医療に貢献する.

　貴方は医療事務として，どちらの人生を選びますか？

株式会社クレドメディカル

代表取締役　志賀嘉典

はじめに

　私は医療法人『る・ぷてぃ・らぱん』理事長で『柊みみはなのどクリニック』の院長を務める内藤孝司と申します.

　このたび，クリニックの医療事務にフォーカスした本書を発行する運びとなりました. なぜ今この本を出そうと思ったのか，その理由を説明したいと思います.

　本題に入る前に，まずは私の簡単なプロフィールをご紹介しましょう. 私は 1993（平成 5）年に愛知医科大学を卒業し，耳鼻咽喉科の専門医としてキャリアをスタート. 名古屋大学医学部耳鼻咽喉科をはじめ，公立病院で勤務医をしてきました.

　転機となったのは 1999（平成 11 年）のこと. 父は開業医ではありませんが，家庭の事情で愛知県大府市に『柊みみはなのどクリニック』を開設することになりました.

　開業医の先輩やコンサルタントから，「開業して 3 年は金銭的にも精神的にも厳しい状況が続くかもしれないが，その後は軌道に乗り，楽になるはず」などと言う話を聞いていたこともあり，なんとなく「若い自分でもできるだろう」と楽観視する気持ちもありました.

　でもこれは，とんでもない話！

　間もなく開業から 20 年を迎えようとしていますが，クリニックの運営を楽だと感じる瞬間は，ただの一度もありません.

　それどころか，もう目が回るほどの忙しさ. 患者さまを診察するというドクター本来の仕事に加え，スタッフの採用や教育，財務状況の管理など，あらゆる業務をこなさなければならないのです. ひとつの課題を解決したと思ったらまた別の課題が出てくるといった具合に，常に数多くの課題を抱えながらクリニックの運営にあくせくしている状況が開業以来ずっと続いている状態です（笑）.

　みなさんご存じの通り，クリニックの経営というのは自分自身が行う診察

だけではなく，それ以外の業務の比重が高いのです．その中でも特にスタッフたちとの関わり合いが非常に重要です．

　良いチームを形成し，クリニックのスタッフたちに生き生きと働いてもらい，長期にわたり組織を良好に運営していく─いわゆるマネジメントをそれまでの人生において誰かに教えてもらうことがなかった私は，開業してから数年間は完全な我流で運営してしまったため，後に組織崩壊という憂き目に逢ってしまいました…．

　採用しても採用しても離職者が後を絶たず，多くのスタッフたちを傷付けてしまいました．「私が至らぬばかりに，みなさんにつらい思いをさせてしまった」と，今も後悔しています．

　自責の念にかられる状況が続き，完全に疲れ切ってしまいました．図太い神経の持ち主であったらよかったのかもしれませんが，むしろその正反対の性格である私は，抑うつ状態になり，クリニック経営を続ける自信をすっかり失ってしまいました．

　「クリニックを畳んで，勤務医に戻ろう…」

　そんなことすら思ったほどです．

　「開業医って全然楽じゃないじゃないか．話が違う！」

　ぶつけどころのない怒りを抱えつつも，今さら漕ぎ出した船を停止させるわけにはいきません．そんなことをしてしまったら，船ごと沈んでしまうからです．

　しかし，診療を続けていても私の心は深淵に沈み込み，目標を失って荒波の中を漂う船のような経営が続いていました．

　そんな出口の見えない暗闇をさまよっていた時期に，ある人物がひと筋の光を照らしてくれたのです．

　その人物の名は，ピーター・F・ドラッカー．

　20世紀を代表する経営学者であり，「マネジメントの父」と言われる人です．

　たまたま彼の執筆した『マネジメント（エッセンシャル版）』（ダイヤモンド社）を読んで感動した私は，彼の書いた書籍や文献などを片っ端から読み漁り，彼の唱えた経営理論を『柊みみはなのどクリニック』の運営にも積極

的に取り入れるようにしていきました.

　それだけでは飽き足らず,『マネジメント』の発行元が主催する「ドラッカー塾」にも参加. 経営を一から学び, スタッフたちに身に付けたばかりのドラッカーの教えを説いて, 実践していったのです.

　するとどうでしょう. スタッフたちの働きぶりもクリニック内の雰囲気も, 明らかによくなっていったのです. その詳しい内容については, 本題とは異なるので, ここでは割愛させていただきます.（興味のある方は拙著『グレートクリニックを創ろう!』〔中外医学社刊〕を, ぜひお読みください)

　2019年8月現在, 私が最高経営責任者を務める『柊クリニックグループ』は名古屋地区に5院展開し, 医師や看護師, 医療事務員など, 総スタッフ数は100人を超える大所帯となりました.

　地方にある平々凡々とした町医者がドラッカーの経営理論を取り入れたところ, 良い意味での大きな変貌を遂げたことは, 同じくクリニックを経営する方々にとっては, とても関心を引く出来事だったようです.

　『グレートクリニックを創ろう!』が世に出てからというもの, 私の元には講演の依頼が相次ぐようになりました.

　それこそ全国各地に足を運ばせてもらい, そこで私と同じような悩みを抱える多くのクリニック経営者と知り合うようになったのです. 私にとって彼らは言わば, 同じ志をもった仲間. 講演後に場を設けて, 理想とするより良いクリニックを作り上げていくにはどうしたらよいか, さまざまな意見をぶつけ合ったものでした.

　そうやって交流を深めるうちに, 私は全国各地のクリニック経営者が, ある共通の悩みを持っていることに気付いたのです.

　その悩みとは,「優秀な医療事務職員がなかなか育たない」ということ. また,「よい人がいても, 長続きしない」という声もよく耳にしました.

　そもそも医療事務職員がどんな業務を行っているか整理してみると, 非常に多岐にわたっていることがわかります.

　例えば…

- 患者さまの受付業務
- カルテの作成，管理
- 診察券の発行
- 診療報酬の計算
- 会計業務
- 電話応対
- クリニック内の清掃
- 新人部下への教育
- 医師や看護師との医療連携業務
  ……etc

　思い付くままにざっとあげてみましたが，細かく見ていくとおそらくもっと多くの業務があるのではないでしょうか．

　診療報酬の計算など専門性が求められる業務もあれば，患者さまへの応対など文字通り「病院の顔」としての役割もあるクリニックの経営を支える大切な柱．彼女たちの存在なしにクリニックが成り立つことはないでしょう．

　嫌な話ではありますが，現代はクリニックにも一定以上のサービスが求められる過当競争時代．医療事務職員に求められる役割は，今まで以上に大きなものになってきているのです．

　ただ，それほど重要な存在になっているにもかかわらず，現場では医療事務職員向けのマニュアル本やマネジメント本，医療事務職員を対象とした自己啓発本の類いを見かけることはありません．おそらくこれまでは，その重要性があまり認識されていなかったからなのでしょう．

　幸い，私たち『柊クリニックグループ』には，どこに出しても恥ずかしくない優秀な医療事務職員が多数在籍しています．彼女たちの知識や経験，ノウハウを一冊の本にまとめることができれば，よい医療事務職員の確保に困っている全国のクリニック経営者の皆様のお役に立てるのではないかと考え，本書を作ることを思い至ったのです．

　この後の章では，『柊クリニックグループ』の中でも特に優秀で，医療事務のみならず各院を統括する教育マネージャーとしても力を発揮してくれている後藤のり子と永延梨沙の2人に，医療事務の仕事とは何か，看護師や

歯科衛生士などさまざまな職種のスタッフたちをマネジメントするにあたっての苦労話や成功事例，仕事を通じて得た知識や喜びなど，余すところなく語ってもらいました．

　彼女たちの話は，すでに医療事務職員として働いている人はもちろん，これから医療事務職員を目指そうという人，クリニックの経営者，ドクターやナースなど，クリニックにかかわるすべての方の参考になると思います．

　ぜひ，彼女たちの話に耳を傾け，これからの業務に役立てていただければ，これほどうれしいことはありません．医療事務という仕事を，今一度深く見つめ直してみてはいかがでしょうか．

2019 年 8 月

医療法人る・ぷてぃ・らぱん　理事長
柊クリニックグループ最高経営責任者
柊みみはなのどクリニック大府柊山　院長

内藤孝司

目　次

第1章　後藤のり子編

❶ 混乱と災害 ……………………………………………………… 2
❷ 成長と疲弊 ……………………………………………………… 10
❸ 激震　電子カルテ ……………………………………………… 20
❹ チーム・組織としての産声 …………………………………… 38
❺ クリニックで働くということ ………………………………… 42

第2章　永延梨沙編

❻ 新卒入職 ………………………………………………………… 52
❼ 法人の拡大と違和感 …………………………………………… 63
❽ 転機 ……………………………………………………………… 70
❾ リーダーとは何か？ …………………………………………… 81
❿ クリニックスタッフに限界はない …………………………… 87

第3章　Q & A

⓫　おしえて！　後藤さん、永延さん
　　こんなとき、どうする？ ……………………………96

　　あとがき ………………………………………133

COLUMN

モチベーション Up & Keep のコツ
　後藤のり子編 ………………………………………50
　永延梨沙編 …………………………………………93

第1章

後藤のり子編

1 混乱と災害

オープン当初のクリニックの急成長と混乱

　1999（平成11）年10月14日は，私にとって一生忘れることのできない，大切な一日です．

　なぜ忘れることができないのでしょうか．それは，この日が大府市長草町法林坊（現柊山町）に『柊みみはなのどクリニック』が開院した日だからです．

　しかも，オープニングスタッフとして立ち上げに関わってきた私にとっては，医療事務職員としてデビューした日．初めて携わる病院の仕事が「果たしてきちんと勤まるだろうか」という緊張感と，開院準備を進めてきたクリニックが「いよいよオープンする」という期待感が入り混じり，うまく言葉では言い表せないような気持ちだった事を，昨日の出来事のように覚えています．

　あの日から，もう20年近い時間が経過したのですね．

　喜んだこと，怒ったこと，泣いたこと，笑ったこと…．本当にたくさんの経験をさせてもらいました．辛い状況の時には，「辞めてしまおうかな」という考えが脳裏をよぎった事もありましたが，周りの支えや応援もあり，続けて来られたと思います．今となって言えることは「辞めずに20年間，続けてきてよかった」ということです．

　たいした経験ではないかもしれませんが，**医療事務職員として私が見てきたこと，感じてきたことをお伝えすることで，後に続く同じ道を志す仲間にとって少しでもお役に立つことがあれば…**．そんな思いを抱きながら，私がこれまで歩んできた20年の道のりを振り返ってみたいと思います．

　いきなり話が脱線してしまうかもしれませんが，『柊みみはなのどクリニック』でやってきた仕事について触れる前に，まずは，なぜ私が医療事務

の仕事に就いたのかをお話ししましょう．

　実は私は，大学生の頃はまったく別の仕事に就こうと考えていました．学校の先生になりたかったのです．高校と中学の家庭科の教員免許を取り，教員採用試験を受験しましたが，なかなか合格しなくて….

　大学を卒業して最初の年は，とある企業に就職し，一般事務として働きました．でも，「教員になる」という夢があきらめられず，1年で辞めることに．非常勤講師としてですが，教壇に立つチャンスをいただいたからです．

　ある高校で家庭科を教えました．もともと憧れていた仕事です．人に物を教えることの難しさを感じつつも，とても楽しく充実した日々を過ごすことができました．講師の契約期間は1年だったので，この間の採用試験にうまく合格できればよかったのですが….　人生なかなかうまく行かないものですね．

　契約期間終了後は，全国展開している衣料販売店で販売の仕事に就きました．そこでは主に，接客や品出し，裾上げなどを行っていました．大学で家政学を専攻していた事もあり，興味のある分野ではありました．販売の仕事をしながら，教員採用試験を受験．これが最後だと決めて挑みましたが，合格することはできませんでした．この先どうしようかと迷いながらも仕事に打ち込むうちに，だんだんとお客さまと接する楽しさを感じ始めました．そんな時です．その日は雨で，床が濡れて足元が滑りやすくなっていたのでしょう．重いダンボール箱を1人で運んでいる途中に転倒．顔面を強打し病院へ向かいました．幸いにも軽い怪我で済みましたが，顔の半分が青あざになってしまい，1週間ほどは出勤できませんでした．その時に，この仕事を長く続ける事は体力的に難しいかもしれないと思い，他の仕事にも目を向けてみようと思いました．

　教員を目指しながら，なかなか思うように行かず，結果的に転職を繰り返していた私が，医療事務の道に進むことになったのは，ひょんなきっかけでした．

　教員試験に受からない状況が続き「違う道を探そう」と考えていた時，医療事務のことが学べる社会人向けの専門学校があることを偶然知ったのです．ちょうど販売の仕事も辞めてしまっていた時期でもあったので「ここでしっかり勉強してみよう」と通うことにしました．

その専門学校には2カ月間，休まずに通いました．それまでは，夢を追いかけながらも，社会人としては中途半端な状況が続いていたので，とにかく「長く続けられる仕事を見つけたい」という一心でした．

思ってもみない形で医療事務への道を歩み始めることになった私ですが，『柊みみはなのどクリニック』に勤めるようになったのも偶然でした．専門学校を卒業し，「どこかの病院に就職を」と考えていた頃，たまたま「オープニングスタッフ募集」というチラシを目にしたのです．

大府市なら緑区にある自宅から車で通えそうな距離ですし，なにより他のクリニックと違って，うさぎのキャラクターが載っている温かみのある求人チラシだったことが，私の気持ちを惹きつけました．

短い期間で転職を繰り返していたので，「すぐに辞めてしまわずに，できるだけ長く勤めたい」という気持ちはありましたが，まさか20年近くもお世話になるとは….

その時はまったく思ってもいませんでした．

そんなこんなでようやく新たな職場で働き始めることになりましたが，とにかく右を見ても，左を見ても分からないことばかりでした．

オープン当初の医療事務のスタッフは，私を含めて3人．常勤の職員は私だけで，後の2人はパートさん．1人は経験のある方でしたが，パートのため勤務時間は半日．まったく経験のない私だけがまるっと1日勤務するという形でした．

スタッフの数がギリギリだったため，誰かが休んだりすると急遽出勤になることもあり，大変でしたが，みんなで協力し合って何とか業務をこなす毎日．おかげ様でたくさんの患者さまが来院してくださるようになりました．

仕事を覚えるだけでも大変なのに，患者さまにご迷惑をおかけしないよう仕事を回していかなくてはなりません．オープンからしばらくの間は，覚えることも多く，やることもたくさんあったので，まともに休んだという記憶がありません．もちろん休診日はあったはずなのですが….

患者さまへの案内の貼り紙などは，自宅に帰ってから作成していたことを覚えています．それでも，毎日が新鮮で楽しくて，充実した時間を過ごせていました．その頃は，有給休暇を取ろうという考えも全くなかったですね．

オープン当初は，診察室のほうも大変でした．医療事務と同様，看護師も3人いたのですが，確かみんなパートさんで…．午前中は2人体制，午後は50代くらいの看護師さんが毎日出勤し，1人で切り盛りされていましたね．

内藤孝司理事長は，オープンからしばらくの間は，確かずっと泊まり込んでいたはずです．

今思い返してみても，「よくこの人数で回していたな」と妙に感心してしまいます．さすがにどうしても人手が足りない時は，今は大府の本院で歯科部門で診察を行う弓場結子先生（当時は大学病院勤務医）が手伝いに来てくださったりもしたのですが…．そういえば，内藤孝司理事長のお母様に助けていただいたこともありましたよ．

内藤理事長のお父様は薬剤師．当時は院内処方をしていた関係で，私たちが困っている時など，「手伝うから遠慮せずに声をかけてくれ」と声をかけてくださいました．私たちがあまりにもバタバタとしているため，見るに見かねてのことだったのだと思います，そうやって声をかけてもらうことが，とても心強かったですね．

家族経営のため，私たちスタッフのことも，同じファミリーとして考えてくれていたのでしょう．こうしたアットホームな雰囲気に救われたことは何度もありました．

医療事務の仕事がどんなものかもよく知らなかった私ですが，とにかく「習うより慣れろ」とばかりに，オープン前にスタッフ同士で受付から会計までの流れを何度もシミュレーションを繰り返しました．

「大丈夫，きっとできる」と自分に言い聞かせ，ある程度自信を持って仕事をしていましたが，いざ本番となると想定外の出来事も多く，冷や汗が出ることもしばしば．それでも大きなトラブルもなく，よく勤まったものだと思っています．もちろん周りの皆さんの支えがあったからこそのことですが，「よく頑張った」と自分で自分を褒めてあげたいくらいです．

まさかの大災害で診察がストップ

先に述べたように，オープン当時の『柊みみはなのどクリニック』はスタッフの数が少ない割に，多くの患者さまにご来院いただいたため，事務室

も診察室も目の回るような忙しさでした.

　未経験だった私も実践を積んで行くうちに, 事務処理能力が少しは向上. 開院から1周年を迎える頃には, 院内全体が落ち着いてきて, スタッフがてんやわんやの混乱状態に陥るというケースはなくなりつつありました.

　ところが, ようやくクリニック運営が軌道に乗り始めたと思った矢先, それを揺るがすような大事件が起こったのです.

　みなさんは2000（平成12）年9月11日にあった大きな災害をご存知でしょうか?

　この日は集中豪雨の影響で, 名古屋や周辺地域の至る所で浸水被害の起きた東海豪雨という大規模な水害があった日なのです.

　この日は朝から雨模様で, 名古屋ではたった1日で1カ月の降雨量より多い428ミリもの雨が降りました. そのおかげで, 雨水で町のあちこちが冠水したほか, 河川の堤防が決壊して, 溢れ出した川の水が町を飲み込んでいったのです.

　死者10人, 負傷者115人, 全半壊した建物は200棟以上, 7万棟近くの建物が床上または床下浸水の被害にあった大災害でした.

　『柊みみはなのどクリニック』のある大府市柊山町は窪地になっていて, 地形的にちょうど水がたまりやすくなっている場所. 私たちは, この東海豪雨による被害をまともに受けてしまいました.

　今でも, 大雨の日は市役所の担当者から病院に「被害は出ていませんか」と状況を訪ねる電話がかかってくることも. 「病院周辺で被害が出ていなかったら, 大府市全体が大丈夫」というような認識を市役所の方はどうやら持っているようです.

　あの日は朝から雨が降っていて, 夕方から夜にかけてさらに雨量は増すとの予報でした. 後にまさか水浸しになるなんて, スタッフの誰も思っていなかったのでは. 大雨でも普通に患者さまはいらっしゃいますし, 私たちはいつもと変わらず仕事をしていました.

　さすがに「様子がおかしいぞ」, となったのは18時を過ぎたころでしょうか. クリニックの前の道路に捨ててあった一般家庭用のごみ袋がプカプカと浮き始めていたのです.

　診察受付は19時00分まで. 最後の患者さまの診察が終わり, レジの締

め処理をして，みんな大急ぎでクリニックを後にしました．

　私は車で通勤していたのですが，自宅に帰る途中，前が見通せないくらいに雨が降ってくるし，ブレーキを踏んでも効きが悪くなってくるしで，「これは家までもたない」と思いました．それほどにすごい雨でした．

　ちょうどクリニックから自宅までの途中の高台にボウリング場があったので，そこの駐車場に車を停めることに．そこから自宅までなら，1時間もあれば着くだろうと思い，歩き始めました．

　ところが道路は完全に冠水状態．深さもあるようで，道がまったく見えません．さすがに家に帰るのをあきらめ，すぐに車に引き返しました．

　結局車中で一夜を過ごすことになりましたが，「家やクリニックは大丈夫だろうか」と気が気ではありませんでした．その夜は，とても休んではいられなかったですね．

　これは翌日に聞いた話ですが，クリニックはもう大変だったそうです．クリニックの周辺は，水位が1.5メートルほど上昇．1階は床上浸水してしまいました．もちろんカルテはすべて水浸しに．ほかにも，医療用の機械や電話などの備品もすべてパーになってしまいました．

　最後まで残っていた内藤理事長は，2階に上って難を逃れたそうですが，外に停めていた車は水没．「もう乗れなくなってしまった」とぼやいていました．そして，のちに判明したクリニックの被害総額は当時の金額で5000万円超….

　唯一の救いがあるとすれば，それは当日来院された患者さまやスタッフが誰も被害に遭わなかったことかもしれません．当日はパートの皆さんには少し早めに帰ってもらっていましたが，今思えばその判断は正しかったですね．

　ただいずれにしろ，東海豪雨による水害で『柊みみはなのどクリニック』が経営において大きな打撃を受けたことに間違いはありません．

　復旧にはかなりの時間がかかりました．もしかしたら，水害当日よりも，復旧に向けた日々のほうが大変だったかもしれませんね．

従業員たちはその時どうしたのか？

　翌日の9月12日朝，すっかり水が引いたので，私は一旦家に戻り着替えてから，クリニックに向かいました．

　そこで見た光景はいまだに目に焼き付いています．クリニックの中は泥だらけ．物という物が，散乱していました．まるで泥棒が入って，そこらじゅうをひっくり返したような感じ．

　あまりに悲惨な状況に開いた口が塞がりませんでした．予想もしないような大惨事に出くわした時，人は言葉を発することができなくなるんですね．何か話すという気分になりませんでした．

　中でも辛かったのがにおいです．汚泥のにおいは強烈で，鼻が曲がってしまうほどでした．悪臭漂う場所で何時間も作業をするからでしょうか，においが体に染み付いてしまうようで，家に帰るたびに母親から「ものすごくくさい」と言われて困りました．お風呂できれいに洗っても，においってなかなかとれないものなんですね．

　もちろん，診察などできるはずがありません．私たちはいつ終わるとも分からない片付けに取りかかることになったのです．

　私はカルテの整理を行いました．水浸しになってあちこちに散らばったカルテを集め，きれいに洗い，乾かして，五十音順にファイルする…．この作業をひたすら繰り返しました．開院から1年ほどが経ち，すでに多くの患者さまがいましたので，とにかく大変な作業だったことを覚えています．水に浸かったカルテは5,000人分ぐらいはあったのではないでしょうか．気の遠くなるような毎日がしばらく続きました．

　2018年には広島や岡山で河川が氾濫し，町が水浸しになる自然災害が発生しましたが，東海豪雨水害の経験をしているだけに人ごとではありません．こんなことは起こらないことに越したことはありませんが，万が一同じような災害が起きてしまった時のために，経験したことやそこから学んだことを次の世代に語り継いでいくことは，とても大切だと思います．

　カルテを洗って，乾かして，整理をする，という作業は，結局3週間ほど続きました．「患者さまのためにも，早く診察を再開できる状態にしたい」と，とにかく必死の思いで努力をしたことが実を結んだのか，想定より早く

再開のメドを立てることができたのではないかと思います．

　この災害で改めて思い知らされたことがありました．
　それは，カルテの大切さ．
　復旧作業をしていたある日，患者さまが「この前受けた検査の結果を知りたい」とやって来ました．診療が再開したら再度受診して頂くように伝え，後日再びお越し頂きましたが，泥を落とした検査結果をコピーして無事に先生から結果をお伝えすることができた時はほっとしたものです．
　電子カルテと違って，データのバックアップが無いため，当時のカルテは患者さまのお身体の状態を記録した本当に大切なものでした．**患者さまの情報を知るには，カルテしかありません．カルテは間違いのないよう大切に取り扱わなければならない**と，教えられたような気がしました．
　このような災害には二度と遭いたくはありませんが，復旧に向けた作業の中で，被害に遭わなければ知らずに通り過ぎていたようなことに気が付けたのも，また事実．この経験を次に生かさなければならないと，今あらためて強く思っています．

2　成長と疲弊

医院経営は放し飼い？　独裁政権？

　現在『柊みみはなのどクリニック』には，1999（平成11）年にオープンした大府の本院のほか，2014（平成26）年に大高駅前院，2017（平成29）年に有松駅前院，2018（平成30）年に名古屋駅前院，2019（令和元）年に金山駅前院が次々と開院されるなど，グループとして常に成長を続けています．

　私自身も新しく分院が開設されるたび，そちらへ異動となり，現在は主に有松駅前院での事務業務をこなしつつ，後進の指導にあたっています．

　内藤理事長はどちらかというと即断即決タイプではないでしょうか．クリニックのホームページでも「現状に満足することなく常にイノベーションを心がけます」と宣言していますよね．おっしゃる通りに，「これは」と思われたことはパパッと自身で決断し，スピーディに物事を進めていきます．

　きっとスタッフの知らないところではいろいろと悩まれたりしているのだと思いますが，それを感じさせることもなく，新しく分院を開設する時なども，即決されているイメージがあります．

　そのせいか，私に「今度新しく分院を開設するので手伝ってくださいね」と声をかけてくださるのは，結構ギリギリになってから．でも，そんな突然やってくる変化も，自分がそこでどう成長できるのかを考えると楽しみになってしまうくらいに慣れました．

　こういった感じでクリニックの経営に関する重要な事項については，理事長が自ら先頭に立って進めていかれますが，こと運営（これは日々の業務という意味です）においては，ほとんど口出しされることはありません．

　私たちを信頼してくれているのか，私たちに構っている時間がないのか分かりませんが（私たちは前者だと信じています），私たちの業務にあれこれ

と指示することはありません．**ある程度任せてもらうことで，私たちも責任や自覚を持って仕事を進めるようになった**と思います．

　そういった意味で内藤理事長は，ある部分では放任主義者だし，ある部分では独裁主義者だと言うことができるのではないでしょうか．経営者というものは放任と独裁のバランスが適度に取れているところがよいのではないかと思います．

　あまりにも放任的であったら，私たちスタッフもきっとだらけてしまっていたでしょう．反対に，あまりにも独裁的であったら，ついて行けないとスタッフはどんどん辞めてしまっていたに違いありません．緩めるところと締めるところのバランスの取り方が上手なのだと思います．

　指導・育成についても，ほぼ全て任せてもらっていました．もちろん定期的に内藤理事長と面談する時間が設けられ，アドバイスをして頂ける事はありましたが，それ以外には特に何も言われる事はありませんでした．

　現在の『柊クリニックグループ』はスタッフ数も多いので，仕事をある程度は担当制にして，多くの仕事を分業していますが，開院からしばらくはスタッフ数も少なく，また仕事自体が今よりも少なかった事もあり，スタッフ全員が全ての仕事をできるように指導していく必要がありました．

　先述の通り，オープン当初の医療事務のスタッフは私を含めて3人．私自身覚える事が多く，教えてもらう事ばかりでした．開院からしばらくして，患者さまの数が増えてきた事もあり，医療事務兼メディカルアシスタント（看護助手）として常勤スタッフが1人加わりました．その方は，社会人経験はあるものの，前職は接客業で，医療機関での勤務は初めて．彼女が私の教え子の第一号ということになります．

　中途採用の方に共通することですが，特に接客業を経験していた方は，ある程度の接遇を学んで来ているので，本人も自信を持っていることがほとんど．ただし，医療機関の接遇は，飲食店や洋品店の接客とは質の異なるものになります．クリニックもサービス業であることに変わりませんが，患者さまは何らかの不安や不快な症状を抱えて来られますので，それを汲み取って対応する思いやりが必要になるのです．

　私は，中途採用で接客経験のあるスタッフには，接遇技術を指導するというよりは，患者さまが感じている不安感を察して，思いやりを持った接遇を

心がけることが大切であるということを必ず伝えるようにしています.

　技術的なことについては，口で言ってもなかなか理解してもらえないもの．まず私自身が見本を見せるように心がけています．誰か他のスタッフに患者さまの役をやってもらって，診察時間外にシミュレーションを行うことも．自分自身もオープン前に何度もやって来たことですが，やはり**本番を想定した実地練習を繰り返すことが，仕事を覚える一番の近道**ではないかと思っています．

　診療報酬の点数計算や書類の作成など医療事務の事務的な指導に関しては，私が自分自身のために作成していたメモをマニュアル化するところから始めました 図1 ．「この薬が処方されたらこの病名」という具合に簡単なマニュアルを作成して，レセプトの点検にも役立つようにしたのです 図2 ．

受付の流れマニュアル

(1) 患者様がいらっしゃったら，まず御挨拶と何科を受診されるかを確認します．
　　挨拶の目安：開院〜11時　「おはようございます」
　　　　　　　　11時〜　　　「こんにちは」
　　　　　　　　18時以降　　「こんばんは」　※季節に応じて変更OK

【初診の患者様の場合】

① 予約されているかを確認する．
・予約されている方
　　→予約番号をお伺いし，登録された電話番号等で本人確認します．
・予約の無い方
　　→チェックオン上の空き番号で順番をお取りします（ご案内中の番号から10番以上先の番号でお取りするようにします．小児科は番号の進みがゆっくりなので5番以降でOK）

② 保険証等をお預かりし，問診表をお渡しします．（裏表一枚記入お願いしますと伝えます．）

③ 新患登録後，チェックオンにIDを入力．内容を更新後に発券し，カルテに付けます．
　　予約札の左上に 　㊙　 と記入．

④ 患者様が問診表を持ってこられたら内容を確認．紙媒体の場合は，必要な箇所に蛍光ラインを引き，体重や持病・服用中の薬等を電子カルテのサマリーや患者メモに登録します．

⑤ カルテをまわします．

《iPad問診票》
(1)紙の問診票の診療科に丸をつけ，両面記入していただくようにお渡し．
(2)その間に名前・生年月日・保険証を登録し，データを飛ばす．
(3)iPadに診療券番号を入力し，患者登録後，患者指定をして受診科の問診票を選択．
(4)患者さんが紙の問診票の記入が終わったら，iPadをお渡し入力をしていただく．
(5)その間に，住所TELなど入力できる情報の入力を
(6)患者さんがiPad入力が終わったら確認．
(7)保険証をお返し，パンフレット，介助方法を説明
(8)カルテに必要な情報を入力し，iPad情報を飛ばす

図1　受付の流れ

【カルテマニュアル】
シェーマの基本的な見方です。
病名は、医師が診断した病名を入力します。

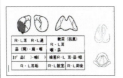

R→右　L→左
シェーマに赤く塗られた場合「急性中耳炎」

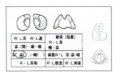

「ネブ鼻」は、鼻ネブライザーを算定します。
（補足）
・鼻ネブライザー　生後3ヶ月〜
・超音波ネブライザー　生後3ヶ月〜
・喘息ネブライザー　生後6ヶ月〜

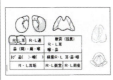

「耳」は耳処置の略です。
Rのみ○が付いている時は「右耳処置」、
RとLに○が付いている場合は「両耳処置」を算定します。

●血液検査を実施した際は、カルテに記載されたセットを間違いなく入力してください。
難しい病名もあるので、分からなければ必ずドクターに確認を。
下記に主な病名を掲載しておくので参考にしてください。

・検査項目にGOT、GTPがある場合は、「シェーグレン症候群の疑い」「肝機能障害の疑い」「高脂血症の疑い」
・亜急性セット…「亜急性甲状腺炎疑い」など
・炎症セット…「肝機能障害の疑い」など
・感染症セット…「高脂血症の疑い」「梅毒の疑い」「ウイルス性肝炎の疑い」など
・凝固セット…「鼻出血」など
・血液セット（末梢血液）…「肝機能障害の疑い」など
・甲状腺セット…「甲状腺腫瘍の疑い」など

図2　カルテマニュアル
著者がまとめたカルテマニュアルの抜粋

　最初に覚えてもらうのは，窓口でのカルテ作成や会計時のレジ操作など．カルテの見方やクセのある内藤理事長の字に慣れたら，レセプトコンピューター（レセコン）の入力を教えるようにしています．

　入力方法を覚える以前に，「カルテに何て書いてあるのか分からない」というケースが多く，まずは内藤理事長の書いた字が読めるようになったら一人前というような認識でしたね．

　内藤理事長の書く文字や数字は，よく言えばとても個性的，悪い言い方をすると何て書いてあるのか解読するのが難しかったりするんです（笑）．でも，二診体制や複数科診療で他のドクターが書いた字を見るようになったら，内藤理事長の書いたものはとても読みやすいことに気付かされました．

　この場をお借りして，内藤理事長には謝りたいと思います．
　「今まで字が汚いと誤解をしていてすみませんでした」．

電子カルテ導入後は，搭載されているレセプトチェッカーを使用できるようになったので，レセプト点検の時間もかなり削減されました．が，開院からしばらくは，レセプトを全て紙で出力し，それを紙カルテと見比べてチェックしていたため，この作業がとても大変だったのです．

土曜の診療後にまとめてチェックするのですが，なかなか終わらずに午前2時過ぎまで点検していたこともありました．帰宅する頃に，朝刊を配達する新聞店員さんと一緒になったことも…．

今となっては懐かしい思い出ですね．ただ，もうこんなことはありませんからご心配なさらずに．

オープン当初はスタッフの数が少なかったので，パートさんにもレセプトチェックをお願いしていました．入職したらマニュアルを渡して，すぐに参加してもらうようにしていたのです．

その頃一緒に働いていたスタッフとは，上下関係が全く無く，仕事仲間という感じ．「私がリーダー」と，役職を特に意識したことはありませんでした．

その後，徐々にスタッフが増えていくのですが，しばらく経った時に，4年制大学を卒業したスタッフが2名入職．彼女たちが，初めての新卒採用のスタッフになると思います．

新卒といっても，2人とも接客業のアルバイト経験があり，基本的な接遇は問題なくできました．ただ，医療機関での仕事は初めてということだったので，実際に窓口で患者さまの対応をしてもらう前に，さまざまな状況を想定して何度もシミュレーションを実施しました．さらに，先輩スタッフの立ち振る舞いをよく見て学ぶように伝え，必要に応じてその都度指導していきました．シミュレーションを繰り返し行うことにしたのは，彼女達が自信を持って患者さまの対応ができるようになって欲しかったのと，何よりも，早く仕事に慣れてもらいたいと思ったからです．

その時に**心がけたのは，私がお手本になる**ということ．お手本が気を抜いて仕事をしたり，ミスを連発したりしているようでは，話になりません．

「仕事はきちんと丁寧に」

もちろんこれまでも意識はしていましたが，お手本役になってからは，これまで以上に丁寧に仕事をするようになりました．

このことは今も変わりませんが，指導をする際には，いろいろな工夫をするようにしています．例えば，入職時期によって指導方法を少し変えるのもそのひとつ．**レセコンなど，集中的に教えた方が良いことについては，患者さまの来院が少なくなる夏を狙って指導するようにしています**．学習塾風に言うと，「夏の短期集中講座」．秋から春にかけての時期は，とても忙しく，指導どころではなくなってしまうためです．**私たちが行っている処置や薬の入力などは，とても重要．ミスが許されることのない仕事です．新人スタッフに指導する場合，必ず私が隣につきっきりで，絶対に間違えないように二重チェックを徹底しています**．

仕事は慣れてきた時に間違いが起きやすいもの．新人さんが独り立ちをして，ある程度のことが任せられるようになっても，分からないことがあればすぐに先輩スタッフに確認できるようにしています．そうしないと，不安になってしまい，仕事に対して恐怖心を伴うようになる可能性があるからです．

ほかに心がけていたことは，**常にマニュアルを更新すること**．実際に指導してみると，私が思っている部分とは違ったところでつまずくことが結構ありました．私自身も「なるほど」と気づかされることが多かったですね．なので，そういう部分を中心にマニュアルを作り直すようにしていました．

あと忘れてはならないのが掃除です．**特に若い子には，掃除をおろそかにしないよう声をかけています**．患者さまに不快な思いをさせたくありませんからね．待合室やトイレがきれいなクリニックと汚いクリニックのどちらがいいかなんて，あらためて聞くまでもないこと．**患者さまに気持ちよく利用してもらいたかったら，掃除は基本**．ちょっと姑みたいな気もしますが，大切なことなので口酸っぱく言っていきたいと思っています（掃除に関しては，実は内藤理事長のほうが口うるさいんですよ！）．

追われるような毎日

とはいっても，内藤理事長と私たちスタッフとの関係が常に良好だったわけではありません．

前章で紹介した東海豪雨災害からの復旧後はとても大変でした．再び多くの患者さまにご来院いただくようになり，目が回るほど忙しい日々が続いた

のです．

　今にして思うと，それはとてもありがたい話ではあるのですが，私たちだけでは対応しきれないほど．毎日，最後の患者さまをお見送りした後はもうヘトヘトでした．診療後の締め処理や，翌日の準備をしなければならないのですが，気力だけで頑張っている感じ…．患者さまの前ではみんな精一杯の笑顔を見せていましたが，診療後は無口で無表情に．疲れていたのだと思います．スタッフだけではなく，もちろん内藤理事長も，1 日の診察が終わった後はぐったりと疲れ果ててしまっていました．

　そのような状態が続いていたので，内藤理事長とスタッフ，またはスタッフ同士でコミュニケーションを取るどころではなかったですね．

　ゆっくりと体を休め，翌日の仕事に備えるため，「一刻も早く家に帰りたい」．みんな同じ思いだったのではないでしょうか．仕事が終わったら，そそくさと着替えて，帰っていましたね．無駄口を叩いているのが，もったいないとすら思っていました．

　ただ，目まぐるしい忙しさの中にいると，気分が高揚してくるのでしょう．診察中は疲れや辛さを感じることはなかったです．むしろ，忙しいなかで仕事をしていることに楽しさや幸福感を感じるほどでした．その分，仕事が終わると，心身共に疲れ切っていたのかもしれません…．

　そのような状態が続いていることに，内藤理事長もさすがにまずいという思いを持っていたのでは．きっと「何かを変えなければ」と考えていたはずです．

疲弊とその中にある希望

　患者さまが増加の一途を辿る中，それに伴ってスタッフの採用人数も増えていきます．その頃は，クリニック経営もスタッフの人事管理も内藤理事長が 1 人で行っていましたね．診察をした上に，経営的な仕事もされていたわけですから，本当に大変だったと思います．

　ある日の診療後，スタッフ会議（といっても，今のスタッフ会議とは全く様子が異なり，内藤理事長のお話を聞いているだけのような会議でしたが…）をしている時，内藤理事長から爆弾発言が…．経営面や人事面でのお手伝い

16

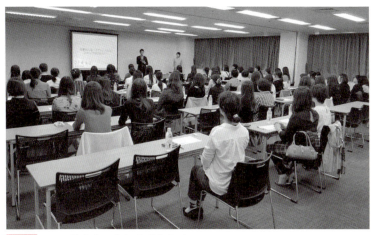

図3　コンサルタントによるセミナー

をしてもらうため,「経営コンサルタントの先生に定期的に来ていただくことになった」と発表したのです.

　私の耳にも聞き覚えのあるような一流コンサルタント会社の名前が知らされると,スタッフからは「ええーっ」と,驚きの声が上がったことを覚えています.そんな大切な話なら事前に知らせてほしいとは思いましたが,その発表が行われるまではスタッフは誰も知らないという,全く「寝耳に水」の話でした.

　それだけに,コンサルタントを雇うという話に驚かされたのと同時に「このクリニックって,そこまで組織が大きくなってきているんだ」との再認識もさせられました.早速,コンサルタントの先生がクリニックにいらっしゃったのは,発表の翌月のこと.そうしたことに関しては,迅速に手を打って,内藤理事長らしいと思いました.

　内藤理事長にとってコンサルタントの先生は待ち望んでいた人だったかもしれませんが,私たちスタッフにとっては「黒船来航」のようなもの.今でこそお話できますが,実はほぼすべてのスタッフが反発をしていました.

　それはなぜかというと,「仕事がやりにくくなる」と思っていたからです.
　医療事務の業務について,内藤理事長はほぼ全てを私たちに任せてくれていたので,とても仕事がしやすい状況にありました.が,コンサルタント

の先生によって，やりやすかった仕事がやりにくくなるのではないかと心配だったのです．

　私たちの心配は的中してしまいました．

　コンサルタントの先生は，仕事の動線などを確認し，私たちの仕事に無駄がないかを調べていきます．当然のように，改善を求められる業務も出てきました．「せっかく私たちでやりやすいような仕組みをつくってきたのに」などといった文句が，スタッフの口から聞こえるようになりました．

　私たちスタッフにとって，コンサルタントの先生は「敵」だったのです．内藤理事長に頼まれ，スタッフの粗を見つけては，理事長に報告しているに違いないと思い込んでいました．

　でも，さすがは一流コンサルタント会社から派遣された先生です．あからさまな態度で嫌悪感を示す私たちスタッフにも，誠実に接してくださり，スタッフの声にも真摯に耳を傾けてくれました．

　私たちスタッフの意見を「文句」として内藤理事長に伝えるのではなく，中立の立場からしっかり「意見」として伝えてくださったのです．やがて，スタッフもコンサルタントの先生を「自分たちの味方」だと信頼を寄せるようになり，悩みや意見など何でも相談するようになっていきました．

　私にとっても，コンサルタントの先生の存在は大きかったですね．それまでは，何かあった時の相談相手は内藤理事長か歯科を担当されている結子先生，また薬剤師であるお父様か，いつも受付業務などを手伝ってくださった理事長のお母様，もしくはスタッフでした．

　例えば「このように改善したほうがいい」というアイデアを持っていても，スタッフに相談すると，そこから愚痴の言い合いになってしまうケースも…．建設的に意見交換をすることが難しいなと感じることがよくありました．

　その点コンサルタントの先生には，腹を割って相談をしやすかったです．話を聞いてくださるだけで，どれだけ精神的に助かったことか…．そればかりか私のアイデアを内藤理事長に助言してくださって，実際に改善されたこともありました．

　そして何よりも，スタッフの仕事に対する意識を変えてくださったことが一番大きかったです．すべてのスタッフが前向きな姿勢で仕事に取り組むこ

とは，私たち『柊クリニックグループ』の自慢の1つですが，それはこの時から始まっているといっても過言ではありません．

　多くのスタッフがいると，愚痴ばかり言っているようなスタッフが1人や2人は存在するもの．そこから悪い環境が広がっていき，組織全体を汚染してしまいがちですが，コンサルタントの先生が来られてからというもの，たとえ愚痴を言うスタッフがいても，周りのスタッフは同調せず，聞き流すようになりました．

　コンサルタントの先生が来られた際は，私も一体組織がどうなって行くのか不安に思い，なかなかコンサルタントの先生を信頼できずにいましたが（元々，人に信頼を寄せるのに時間がかかるタイプなのです…），今ではとても信頼し，いろいろと相談に乗ってもらっています．

3　激震　電子カルテ

突然の決断　嵐の中の船出

　患者さまが増加している頃，問題となってきたのが，紙カルテの扱い．収納場所が足りなくなってきたのです．

　患者さまが来院されると，その度に紙カルテのページが増えていきます．ということは，毎日必ず保管する場所のスペースが増えていくのです．紙カルテを保管する棚を追加し，治療を中断された患者さまのカルテを倉庫に移動させても，収納スペースは足りなくなってしまいました．

　そしてもうひとつ問題になっていたのが，カルテ棚への戻し間違い．カルテには患者さまごとに番号を振り，番号順に棚に分けて収納していましたが，患者さまが増えるとともに，カルテ番号も5桁にまで増えました．

　収納時に間違ってしまったのか，必要な患者さまのカルテが見つからないということがしばしばありました．どこに紛れ込んでしまったのか分からないため，他の番号の棚をすべて探さなければなりません．はっきり言って無駄な作業に，膨大な時間を費やすことになってしまいます．夜，診察が終わってから探して始めて，ようやく見つけ出した時は2時間近い時間が経っていたなんてこともありました．電子カルテを導入した今ではとても考えられない話です．ちょっとした不注意によって，まったく必要のない残業をしていたとは…．時間とお金を無駄にしていたことになりますね．

　さらに，内藤理事長が心配していたのが，受付にたまった会計待ちのカルテの山でした．当時，内藤理事長は「できるだけお待たせすることのないように」と，丁寧でありながら尋常ではないスピードで診察されていました．診察が終わったらカルテの内容をレセコンに入力し，会計処理するのですが，そのレセコン入力がとても追いつかないため，受付にカルテの山ができてしまっていたのです．

20

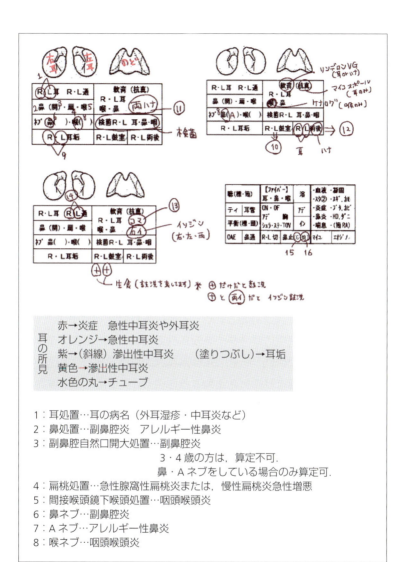

図1 電子カルテ入力（処置・検査）

紙カルテにおそらく限界を感じた内藤理事長は，ついに電子カルテを導入することを決めました 図1．

相次ぐスタッフの離職と残されたスタッフたち

　この電子カルテの導入についても内藤理事長の独断でした．当然のことながら，スタッフの猛反発．それはコンサルタントの先生に来てもらうようになったこととは比べものにならないほどでした．

　この件の経緯などについては，内藤理事長の著書『ぼくが一番電子カルテをうまく使えるんだ！』（中外医学社刊）に詳しく書いてあるので，ぜひお読みいただければと思います．

　この頃は，まだ当グループには使命すらなく，イノベーションという言葉もスタッフの中に浸透していませんでした．せっかく仕事を覚えたところなのに，また新しく何かを覚えることに抵抗を感じたのでしょう．

　「慣れない電子カルテを扱えるか心配です」「紙カルテでなければ仕事は続けられません」といった心配の声が相次ぎました．結局，この騒動をきっかけに常勤スタッフ3人が辞めていってしまいました．

　その頃私は，事務職のリーダーを任されていたので，本当につらかったです．「何とか辞めないで，一緒に扱い方を覚えよう．きっと何とかなるよ」などと声をかけ，私なりに引き止めようと努力しました．でも彼女たちから返ってきた答えは，「どうしても無理です」というもの．意思が変わる様子はなく，辞めていってしまったのです．

　内藤理事長はただ「患者さまのため病院をもっとよくしよう」という信念と，「スタッフたちの作業量を減らし楽にしてあげよう」という思いを持って電子カルテの導入を決めたのだと思います．あの頃は，どうしてみんなそれを理解できなかったんでしょうか．紙カルテだった頃と比べて作業負担が大きく減った今になって思うと，「なんであんなことで大騒ぎしていたのだろう」と本当にバカバカしいという気持ちにさえなります．

　内藤理事長はきっと，辞めていくスタッフたちの気持ちこそ，理解できなかったはずです．忙しい中でも，内藤理事長は辞めていくスタッフとの話し合いの時間を作ってくれていたそうです．それでも，残念ながら，前向きになってくれるスタッフはいませんでした．

　私自身も電子カルテの導入に抵抗がなかったと言えば嘘になります．ただ，周りが「無理」「辞めたい」などと言っているのを聞くと，「ここで私が

やらなかったら誰がやるんだ」という変な正義感と意気込みが湧いてきて，とにかく「何とかなる．頑張ろう」と思って毎日を過ごしていたように記憶しています．その時のスタッフとは良い関係を築けていたので，本当は誰も辞めることなくこの状況を乗り越えていきたいという思いはありました．が，辞めてしまったものは仕方がありません．「残るメンバーで頑張ろう！」と気持ちを切り替えました．

　私は，新しいもの好きなので，電子カルテの扱い方をしっかり覚えようという気持ちでしたね．残ってくれたスタッフには「すぐに慣れるよ！」と努めて明るく声を掛けるようにしていました．電子カルテの販売会社の担当者に来てもらって，勉強会を開いたこともありました．

　「使い方さえ覚えてしまえば，後の業務は楽になるはず」．そう自分に言い聞かせて，必死に努力しました．人間，気持ちがあれば何とかなるものですね．予想よりもはるかに早く，扱い方には慣れました．しかも，慣れてしまうと紙カルテよりも，とっても便利！　今では，電子カルテが当たり前になりましたからね．あの時に諦めなくて本当によかったと思っています．

　そんな私たちの努力を内藤理事長も見ていてくれたのではないでしょうか．ある日，私ともう1人のスタッフを連れて，医療機器の展示会に連れて行ってくれました．内藤理事長に「一緒に見に行こう」と誘われたのです．お目当てはもちろん電子カルテ．「どういうのがよいかな？」と意見を求められましたが，初めて触るものばかりで，意見などとても言えなかったことを覚えています．どうやらその時はもう，導入するメーカーさんはほぼ決まっていたらしいのですが…．結局，そういう重要なことはお1人で決めてしまうんですよね，内藤理事長って（笑）．

　そして，それほど時間が経たないうちに，電子カルテが『柊みみはなのどクリニック』にやって来ることになりました．

転換期のスタッフの心構え

　電子カルテの導入前後は精神的に苦しい時期でした．リーダーという立場になり，病院にも後輩たちにも責任がありましたから．それでも何とか乗り越えることができたのは，「このクリニックで長く働き続けたい」という思

いがあったからです.

　はじめの章で私の経歴について少し触れていますが,『柊みみはなのどクリニック』に入る前は,企業の一般事務,高校の非常勤講師,販売員とほぼ1年周期で仕事を変わっていました.こういう経緯があるため,医療事務の社会人向け専門学校を卒業して『柊みみはなのどクリニック』にお世話になることを決めた時は,「何があっても簡単には辞めない」という覚悟を持っていたのです.何かに落ち込んだ時には,その時の気持ちを思い出し,自分を奮い立たせるようにしていました.

　自分の性格をひと言で言うと,少し楽観的.目の前にどんなに辛いことや苦しいことがあっても「何とかなる」と思えるタイプです.こんな性格だったから20年間続けてこられたのかもしれませんね.

　そんなわけで,電子カルテを覚えることも,はっきり言って自信はなかったのですが,心のどこかに「きっと何とかなる」という思いがあったことも事実です.**物事の転換期には,いろいろな犠牲や苦労も伴いますが,その人の気持ち次第でピンチにもチャンスにも変わるのだということ**を,電子カルテ導入に関わる出来事を通じて学びました.

　スタッフが次々と辞めてしまった時は,かなりへこみました.あの頃は,精神的に辛い時期でしたね.でも,今になって思えば医療事務職員として覚えておくべき電子カルテのスキルを身に付けることができてよかったと言えますね.その時覚えたスキルは,実際に今でも役に立っているのですから.**どんな状況でも,決して下を向くことなく,前向きに対処することで,道は開けるのではないでしょうか**.

新しい希望

　紆余曲折はありましたが,電子カルテの導入は,患者さまにとっても『柊みみはなのどクリニック』にとっても,結果的にさまざまな成果をもたらすことになりました.

　例えば,電子カルテだけを考えてみても,私たち医療事務スタッフの立場からすると,受付時や会計時の事務処理にかかる時間を大幅に短縮することができています.カルテ収納時のミスなども防げるため,ムダな残業をする

こともなくなりました．

　さらに，電子カルテ導入後しばらくして，開院当初から使用していた予約システムを新規システムに変更しました．現在使用している予約システムでは，患者さまにお伝えしたい情報をメール配信できたり，小児科のワクチン予約やワクチンの在庫管理もオンライン上でできるようになっています．

　また何よりも，電子化によりカルテやレセコンが統一となったため，その後の分院展開も非常に楽にできました．後に導入する事になる iPad 問診票 図2 や自動精算機との連携もできるようになり，患者さまの待ち時間や会計処理の短縮も実現し，患者さまにとって，とても便利になったと思われます．このように，業務の効率化によってできた時間を，後輩たちの指導や自分自身の勉強，患者さまに対するサービスの充実などにあてることができています．

　今でも大府の本院は患者さまの人数が多いので，早く帰宅することは難しいとは思いますが，もし紙カルテのままだったら，毎日午前様になっているのではないでしょうか．それを考えたら，今は自宅でしっかり休む時間も確保できているので，体調面でもだいぶ改善されていると思います．患者さまの病気を治すためのクリニックに勤めているスタッフが病気がちだなんて，

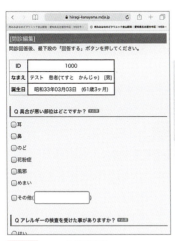
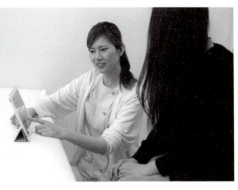

図2　iPad 問診票
現在では設定を変更して，患者さまのスマホからでも記入が可能となっている．

患者さまに余計な不安を与えるだけ. 洒落にもなりませんからね.

そういった意味でも, 電子カルテの果たす役割は大きいと思います.

ドラッカーの教え

1人で10人の患者さまをみるよりも, 2人で10人の患者さまをみたほうが, より効率が上がり, 細かなことまで目が行き届くようになるのは当然のことです. 患者さまの数が増えるのに合わせて『柊みみはなのどクリニック』では, スタッフの人員もどんどん増えていきました.

内藤理事長はとにかく毎日が忙しそう. その頃, ゆっくり話をする時間はほとんどありませんでした. 疲弊している内藤理事長の姿を見ると, とても話しかけられる気持ちにはならなかったですね. その分, コンサルタントの先生にはよく話を聞いてもらっていましたよ. 不満を抱えているスタッフがいたら, すぐに相談に乗るなどの対応をしてくださいました.

その頃, 経営面で大きな変化がありました. それには, 内藤理事長とピーター・F・ドラッカーとの出会いが関係しています 図3 . 皆さんも, 名前ぐらいは聞いたことがあるのではないでしょうか. ドラッカーは「マネジメント」という概念を生み出したオーストリアの経営学者.「マネジメントの神様」「ビジネス・コンサルタントの創始者」などと呼ばれています. 今から10年ほど前に, 『もし高校野球の女子マネージャーがドラッカーの『マネジメント』を読んだら』(『もしドラ』＝ダイヤモンド社刊) という小説が

質問1：私たちの事業（使命）は何ですか？

ワークシート1：

何を達成しようとしているのですか？

あなたは今あなたが属している組織の使命は何であると理解していますか？
あなたの組織は何のために存在していると考えていますか？
なぜあなたは今あなたがしていることをしているのですか？
最後に何をあなたの業績として人々に長く記憶されたいと考えていますか？

図3 ドラッカーワークシート

大ベストセラーにもなったことでも知られています．読んだ方もいらっしゃると思いますが，簡単なあらすじを説明すると，弱小高校の野球部のマネージャーを務めている女の子が，たまたま手にしたドラッカーの『マネジメント』を手本に，部の組織改革を行って甲子園を目指すという内容です．『柊みみはなのどクリニック』でも，ドラッカーの考えに影響を受けた内藤理事長によって，この『もしドラ』と同様の組織改革が行われていくことになりました．

使命について

「子供たちの未来のために世界で一番ハッピーなクリニックを創る！」

これが『柊クリニックグループ』の使命です．

内藤理事長がドラッカー塾に通うようになってから，塾の先生から「組織は使命を創らなければならない」と教わったようで．そのため，ある日突然，理事長が「使命を創ろう！」と言い出したのです…．

最初はスタッフみんな，何が何だか分からないような状況でしたが，**使命を決める時，内藤理事長は，私たちスタッフにも意見を聞いてくださいました**．みんなで意見を出し合っていた時，スタッフの1人が「ハッピーなクリニックというのはどうですか？」と提案したんです．それを聞いたみんなが「いいね！」となって，使命ができあがっていきました．だから本当に組織みんなで創った大切なものなのです．この**使命を打ち出してからというもの，少しずつではありますが，クリニックの運営方法が改善されていった**ように思います．「世界で一番ハッピーなクリニックを目指す」なんて，ちょっとテーマが壮大すぎるように思われるかもしれませんが，「居心地がよく，患者さまに優しいクリニックを創り，少しでも地域の役に立ちたい」という真意があります．「世界で一番」になるには何から手をつければいいのやら…．使命ができた頃は，ちょっと名前負けしそうな雰囲気がありましたが，この真意を理解すれば，「私たちスタッフにもできることはある」という気持ちが湧いてきたことを覚えています．

私たちスタッフは文字通り世界で一番のクリニックになるべく，アイデアを出し合い，「良いと思ったことはどんどんやっていこう！」とさまざまな

ことに取り組んでいくこととなりました．これまでは不足がちだったスタッフ間のコミュニケーションも密になり，クリニック内にも活気が出てきました．おそらく「世界で一番ハッピーなクリニックを創る」という目標がはっきりと言葉で示されたからでしょう．私たちスタッフもその気になってくるから不思議なものです．

さらに内藤理事長がお上手なのは，「具体的にああしろ，こうしろ」という指示を一切出さなかったこと．使命を創ったからと頭ごなしにあれこれ指示を出されたら，私たちスタッフも簡単には納得できなかったのではないでしょうか．あえてヒントのような形にしたことで，私たちのやる気を引き出してくれたのではないかと思います．

たしかに考えてみると，内藤理事長は上から押し付けるようなことはあまりしない人．私たちが先回りして，いろいろな提案をすると，とても歓迎してくれます．ドラッカーの教えを守り，上手に組織運営をされていたのですね．これからも建設的な意見は遠慮せず，どんどん伝えていきたいと思っています．

アイデアマンの内藤理事長の支え方

オープンからの数年間はとにかく忙しすぎました．使命も理念もなく，みんなそれぞれ頑張ってはいましたが，もしかしたらバラバラの方向を見ていたのかもしれません．

今ではホームページやSNSなどでも，当たり前にクリニックからの情報を発信していますが，オープン当初はホームページすらなかったような状態でした．それが，経営コンサルタントの先生のおかげもあり，クリニックといえどもサービス業という考えが浸透．患者さまの立場に立って，より来院しやすい雰囲気を作ることが必要との意識が，内藤理事長をはじめスタッフ内に広がっていくことになったのです．

内藤理事長は「本当にお医者様ですか？」と質問したくなるくらいのアイデアマン．これまでに数限りないアイデアをいろいろと出されました．やって良かったアイデアはたくさんあります．数えたらキリがありませんが，例えば，海外視察から取り入れたワン・オン・ワン・ミーティングやバディ・

システム（後述），そして「柊の階級制度」です．柊クリニックが開院して
から，理事長がこのアイデアを出すまでは，リーダーという役職があったく
らいで，制度としては確立しませんでした．**しかし今は，サブリーダー見
習いから始まり，サブリーダー，リーダー，サーバントリーダー，マネー
ジャーと階級が定められ，それぞれの役職に立候補できる条件も決まってい
ます．やる気次第で上を目指していけるので，モチベーションも上がりま
す**．柊グループでは，自分から立候補するスタッフがほんど．それだけやる
気のあるスタッフが集まっているのか，環境がそういうスタッフを作って
いくのか．どちらにせよ，階級制度はスタッフのやる気向上に繋がっている
と思います．

　他にも，2008 年から始めた「柊ブログ」も内藤理事長からの提案でした
ね．最初は，ほとんどのスタッフが，ブログを更新する事自体を面倒に感じ
ていましたが…．患者さまに伝えたい事や，病気の情報なども掲載するこ
とができるほか，スタッフの意外な一面も見ることができて，コミュニケー
ションにも繋がり，結果として非常に良かったと思います．

　このように面白いアイデアもたくさんありますが，中には多くのスタッフ
から反発を買ったものもありました．

　特に「勘弁してほしい」と思ったのが，「柊アンバサダー選挙」**図4**．待
合室にスタッフ全員の写真を張り出し，その中で一番輝いているスタッフを
患者さまに投票してもらうというものです．人気アイドルグループ AKB48
の総選挙と一緒のようなものと説明すれば分かってもらえるでしょうか．内
藤理事長がお得意の独断でやることになったのですが，正直に言うと，迷惑
な話だと思いました．まず，顔写真を壁に張り出すのも何となく恥ずかしい
ですし，そんな形で評価をされるのって何だか嫌じゃありませんか？

　何より私たちが気にしたのは，「裏方として頑張ってくれているスタッフ
がきちんと評価されるのか？」ということでした．投票するのは患者さま
なので，どうしても患者さまと接する機会の多いスタッフの票が多くなるに
決まっています．そんな不満の声が出てきました．それに対して内藤理事長
は，「スタッフによる投票も行う．スタッフ票は患者さまの票よりもポイン
トを高く設定するから」と説明．結局，選挙は実施されることになったので
す．選挙期間は 2 月から 3 月にかけてで，耳鼻咽喉科にとっては超繁忙期．

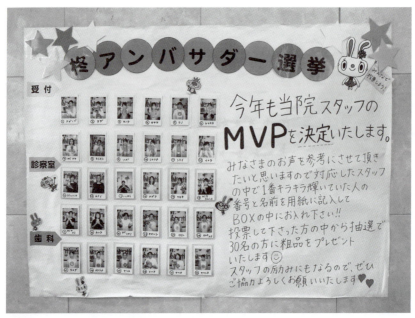

図4　柊アンバサダー選挙

スタッフからは,「どうしてこの時期に…」という声もありました.

内藤理事長には,「患者さまから見たらスタッフの中で誰が一番輝いて見えるのか」ということと,「いつも仕事を頑張っているとスタッフから認められているのは誰なのか」を知りたいという気持ちもあったそうですが,実は真の目的が….

その目的とは,接遇の向上にあったのです.

繁忙期ともなると,受付も診察室もいつも以上にバタバタ.忙しさのあまり,動きも雑になりがちで,笑顔も忘れてしまいがちになってしまいます.でも選挙をやっているとなると,忙しさを理由に,接遇をおろそかにはできません.やっぱり投票されないよりは,されたほうがいいに決まっていますから.

また,選挙をしていることで,患者さまもスタッフの態度や話し方など,いつも以上に注意深く見るようになるでしょう.内藤理事長は忙しいことを理由に患者さまへのサービスがおろそかにならないようにと考えて,選挙を

始めたのです．そんなことまで考えているなんて…．真の目的を初めて聞かされた時は，さすがにちょっと驚きました．

　こういうことを積み重ねていくと，内藤理事長が突拍子のないようなアイデアを発表しても，「何それ」とか思わなくなるから不思議．この取り組みの裏には，何か深い意図や目的があるのではないか，と受け止めるようになっていきました．

それぞれが求めるリーダー像

　1章でも触れていますが，私は『柊みみはなのどクリニック』の開院と同時に入職しました．最初は，耳鼻咽喉科での勤務経験があったパートさんがリーダーを任されていましたが，私が仕事に慣れてきた時期を見計らって，リーダーを任せてもらえるようになりました．

　その頃は，今のように長く勤務するスタッフが少なく，入職してから2〜3年くらいで辞めていく人が多かったように思います．その理由も結婚であったり，条件のよいクリニックへの転職であったり，実にさまざま．そのせいか，常に違う人に同じ内容の指導を行っているような状態でした．「そろそろ安心して仕事を任せられるかな」という時期になると辞めていってしまう．そしてまた新しいスタッフを育成するという繰り返しでした．その頃の私は，リーダーというよりもインストラクターに近い存在だったかもしれません．

　とはいっても，もちろんリーダーとしての自覚を持って仕事をしていました．**何か問題が発生した場合，責任を取るのは私です．みんなが楽しそうに仕事をしているか，働きやすい環境であるかを，常に気に掛けていました．**

　内藤理事長がドラッカー理論に出会われた頃からでしょうか．スタッフの勤続年数が格段と長くなったのは．内藤理事長がドラッカーを経営に取り入れ，使命ができたことなどで，スタッフの満足度が上がったのかもしれません．安心して仕事を任せられるようなスタッフが育ち，指導自体も任せられるようになりました．

　私はどちらかというと，リーダーとして部下を引っ張っていくというよりは，みんなを支えるタイプ． みんなが活躍できるような環境を作ることに喜

びを感じます．やってみたいと思うことがあればどんどん挑戦してもらいたいですし，提案してもらえれば積極的に協力したいと思っています．**私が理想とするのは，「一緒に働くスタッフ全員が主役」というようなチームを創っていくこと**．それぞれが得意な分野でリーダーとなり，みんなを引っ張っていくようになったら，こんなにすばらしいことはありません．

　ある時，長崎で有名だった藤原 ENT クリニック（現在は閉院）で主任医療事務員として長く働かれ功績を残された木村結花さんを講師に招き，『柊みみはなのどクリニック』のスタッフを対象としたセミナーを開催してもらいました．

　彼女はとても温和で，女性らしく細やかな心配りができる方．私にとっては「こんな女性になりたい」という憧れの存在でもあります．セミナーのお話もとても分かりやすく，以降も何度かこちらまで足を運んでくださっています．私たちと同じように多忙なクリニックで長年働いた経験があるため，いろいろとアドバイスを受けたり，スタッフの悩みを聞いてもらったりしました．

　私と一緒に働いているスタッフが，身を乗り出しながら彼女の話を聞いている姿を目の当たりにして，「あぁ，リーダーとはこうあるべきなんだ．みんなこういうリーダーを望んでいたんだ」と気付かされました．私は私なりに頑張っていたつもりでしたが，スタッフが求めるようなリーダーにはなれていないように思え，クリニック内での存在価値を見失ったような気さえしたのです．

　居場所をなくしたと勝手に思った私は，次の日から，私が担当していた仕事についてのマニュアルを作り始めました．そのマニュアルを見れば，誰でも間違いなく電子カルテの操作ができるように 1 コマずつ画面を掲載したり，操作の詳細を記載したりしました 図 5 ．

　担当していた中でも特に重要な仕事であったレセプト請求処理 図 6 について，おそらく，**これだけ詳細で分かりやすいマニュアルはない——自分自身でそう思えるほど，時間と労力をかけて作りました**．

　ちょうどレセプト業務を任せたいと思えるスタッフがいたので，そのマニュアルを使って指導してみたところ，私が何も説明しなくても，マニュアルを見ただけで完璧に操作しています．彼女は「後藤さん，このマニュアル

とても分かりやすいです」とまで言ってくれました.

　ちょうどその頃,別のスタッフが,私に仕事の相談を持ちかけてくれることがあり,**「人は人,自分は自分.それぞれが求めるリーダー像が異なる」**ということが少しわかったような気がしました.今ではグループ内にリーダーの人数も増え,それぞれが異なる強みを持ったリーダーで,それぞれが素晴らしいのだと理解できています.

　この頃から,リーダーとはどうあるべきかを考えるようになり,内藤理事長が薦めてくれたドラッカーの本を積極的に読むようになりました.

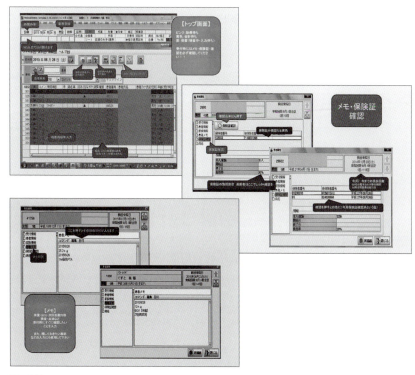

図5　オリジナル電子カルテ作成マニュアル

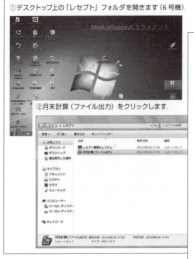

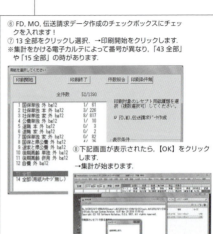

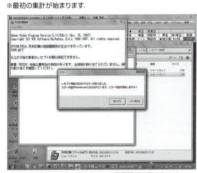

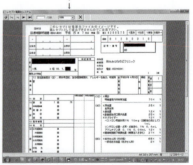

図6　レセプト請求処理マニュアル（抜粋）

はじめて作業を行う人にもわかりやすいように，PCデスクトップのアイコンの立ち上げから出力までの全流れを，1つ1つ画面をキャプチャーし，マニュアルを作成した．誰でも説明なしでレセプト請求処理ができるようになっている．

最大の難関

　使命も理念も整ったころ，やっとみんなが「組織」として，自分たちのことを「私は」ではなく「われわれは」と考えられるようになりました．そんな時に，初めての分院を開院することが決まったのです．場所は JR 東海道本線大高駅前．分院展開は初めてで，ノウハウなど全くありませんでした．

　院が増える関係で，診療業務には直接携わらないマネージャー業務を担うスタッフが採用されました．マネージャーが中心となり，開院準備は順調に進み，無事に開院の運びとなったのです．

　私は，開院前から設備機器の設置の手伝いや，指導で分院に出勤していましたが，分院のリーダーは幹部採用された別のスタッフが任されていました．その分院で働く看護師や医療事務員は現地採用されたスタッフばかり．リーダー以外は本院での勤務経験がほとんどありません．研修期間だけは本院で指導を受けたとはいえ，使命や理念すら身に付いていないような状況でした．

　某有名テーマパークの接客経験者もおり，接遇や仕事面では問題はなかったのですが，診療が始まると，なぜか仕事に対する不平・不満ばかりが聞こえてくるというのです．リーダーから度々相談を受け，アドバイスもしていましたが全く改善がありません．

　それどころかリーダーに言っても何も変わらないからと，スタッフ自らが私に「内藤理事長に直訴してくれ」と不満を訴えてくる始末．それも，本人が就業規則を理解していないだけのような問題を――です．結局，開院して半年もしないうちに，スタッフ2人が辞めていきました．そのことでスタッフ間の不満に拍車がかかり，残ったスタッフの間にも「2人は辞めさせられた」と誤解が広まっていってしまったのです．

　もともと，リーダーを担っていたスタッフは，自身の都合で退職が決まっていたこともあり，その後内藤理事長から分院立て直しのミッションを受けて，私が後任リーダーに任命されました．

　私が大高駅前院のリーダーになった後も，不満ばかりが聞こえてくる状況に変わりはありません．本院の考え方や姿勢をなんとかして伝えようと努力するのですが「本院と一緒ではない」「ドクターもスタッフも違うのだから，

こちらはこちらのやり方がベストではないか」という考えなのです.

どうしようもなく，マネージャーやコンサルタントの先生，その頃に本院でリーダーをしていたスタッフに相談し，不満が多いスタッフの本院への異動が決定しました．異動が決定した後，私は異動が決まったスタッフと仲の良かったスタッフから，無視をされたり，嫌がらせを受けたりと，散々な目に合うことになります．

これまで勤めてきた中で，精神的には一番辛い時期でした．仕事は大好きだったので，辞めたいとは全く思いませんでしたが，職場に行くのはしんどかったです．憔悴しきっている私を見て，家族も相当心配したのだと思います．「無理だけはしないように」と声を掛けてくれました.

診療業務中に，仕事をお願いしても知らん顔される状態が続きます．患者さまへご迷惑を掛けることになっては大変だという思いがあり，どうしたら良いものかとそればかり考えていました．こちらから歩み寄ろうとしても話もできず，結局，理事長やマネージャーに相談し，アドバイスをもらったりしながら，まず異動が決まった本人と話をし，異動についての理解を得ることから始めることにしました.

まずは組織としてどうするべきか，どうあるべきかを分かってもらおうと思ったのです．分かってはもらえなかったのかもしれませんが，組織としての在り方を訴える私の気持ちは伝えられたと思います.

本院では，オープニングスタッフとして就職し，他のスタッフとの信頼関係も徐々に築けて行けた面がありましたが，**分院で途中からリーダーという立場になると，スタッフとの信頼関係を築くところから始めなければならない大変さがある**ということを学んだ出来事でした.

ただ，この時も，周りのみんなに助けられ，頑張って来られたのだと思います．ただの慰めではなく，それがたとえ厳しい事であっても，使命に基づいたアドバイスをしてもらえたことは，私にとってとてもありがたかったです.

その後配属された有松駅前院でも，やはり途中からリーダーとして配属されたため，大高駅前院での出来事を教訓にしました．有松駅前院の開院準備に，私は直接携わっておらず，会ったことのないスタッフがいたうえ，有松駅前院は小児科が主であるため，耳鼻咽喉科で長く勤務してきた私では分か

らないことがたくさんあったのです.

　私がリーダーとして配属された後でも，当たり前のように前リーダーに指示を仰ぐスタッフがいました．小児科では新人の私なので仕方がない部分もあると思います．私は，**未経験の診療業務に関しては，1つ1つを教えて「いただく」という気持ちを持ってスタッフと接する**ようにし，確実に間違いなく仕事に取り組むことだけを考えるようにしました.

　すでに構築されている人間関係や上下関係がある場合，無理にリーダーの役割を担おうとするのではなく，徐々にリーダーとして信頼してもらえるように最善を尽くすことが大切だと痛感させられました.

4 チーム・組織としての産声

部門間対立はなぜ起こるのか

医療事務と看護師が部門間で対立するという話は，多かれ少なかれどこの病院でも起きる話だと思います．担当する仕事が違うわけですから，それぞれがお互いに対し「ああしてほしい」「こうしてほしい」という要求が出てくるのは当然のことではないでしょうか．

ですから，**お互いがお互いに言いたいことがありながら何も言わずにやり過ごすくらいなら，意見をぶつけ合うことは大歓迎．ただし，感情的になってはいけません．相手の意見も尊重しつつ，こちらの意見を伝え，どちらのスタッフも働きやすい環境をつくり出すことこそが大切**だと思います．

私もこの業界に身を置いている人間なので，医療事務と看護師が対立してしまっているという話を耳にしたことがないわけではありません．想像するに，おそらく感情的な意見の交換からくるボタンの掛け違いのようなものがあるのではないでしょうか．お互いが相手の仕事をリスペクトし，理解しようとする気持ちを持てば，部門同士がいがみ合うことなど，起きるはずがないと思います．

私が『柊みみはなのどクリニック』で働き始めた頃は，学校を出たてで実践経験がなく，右も左も分からない状態でした．3歳ほど年上のパートさんが，耳鼻科勤務の経験がある方だったので，その方の見よう見まねで仕事を覚えていきました．

とくに開業したばかりということもあって，スタッフ同士でカバーし合っていこうという意識も強かったように思います．病院で働く際の心構えなどは，看護師の方から教えてもらいました．

若い頃，先輩方からよく言われたのは，「**病院はドクターだけでは回せない**」ということ．もちろん，患者さまを診察するドクターを中心に，ドク

38

ターのサポートや患者さまのケアをする看護師，患者さまの受付や点数の計算，会計などの業務を行う医療事務のそれぞれがそれぞれの役割を果たして初めて，よいクリニックになるのだと教わりました．

そんな話を聞いた私は「だったら私は医療事務としての自分のスキルを磨こう」と思ったものです．

ということでこの章の冒頭の話に戻りますが，**お互いが支えあうべき存在だということが分かっていれば，医療事務と看護師が対立するなんてことはありえない話**だと思いませんか．**お互いにコミュニケーションをしっかりとって，改善すべきことは改善する**，というスタンスでいることが大切．そうすれば，どの部門のスタッフも働きやすい職場環境が作れると思います．

思うように進まない業務改善

「みんなで働きやすい職場環境を作りましょう！」

そうやって呼びかけても，業務改善はなかなか進むものではありませんよね．私は電子カルテを導入する際に嫌というほど味わっていますが，一度ルーチンが確立されてしまうと，人間，重い腰はあがらないものだと思います．

また，声の大きい方に引っ張られてしまうことも，組織ではよくある話ではないでしょうか．例えば，誰かから改善の提案があって，自分もとてもよいアイデアだと思ったとしても，自分より立場が上の人や声の大きい人が「反対！」というと，とたんにそちらの意見に同調してしまいがちです．きっと「職場内で余計な摩擦は起こしたくないし，いまの状況でもよいから我慢してしまおう」といった意識が働くのでしょうね．

スタッフの誰もが働きやすい環境を作るためには，もっと風通しをよくする必要があると思います．

私が医療事務部門のリーダーを任されるようになって心がけたのは，後輩たちに成功体験を積んでもらうことでした．どんな小さなことでもいいので改善点を出してもらったら，とにかく採用するようにしたのです．

年齢に関係なく「自分の意見を聞いてもらえる」と思ったら，若い子たちのモチベーションも上がります．彼女たちがどんどん意見を出すことで，職

場全体の風通しがよくなり，業務改善を行いやすい環境ができあがるのではないでしょうか．

使命，理念，コア・バリューの誕生

「子供たちの未来のために世界で一番ハッピーなクリニックを創る！」

これが『柊クリニックグループ』の使命だという話は前章で紹介しました．ピーター・F・ドラッカーの教えに経営者として目覚めた内藤理事長を中心に，私たちのクリニックのあるべき姿として打ち出したものです．

この使命があることによって，私たちスタッフの意識も随分と変わったように思います．仕事をするうえで，「いま何をすべきなのか？」という判断材料ができたからです．例えば患者さまと接する時「ハッピーな気持ちで帰っていただくためには，どのようにすればよいだろう」という気持ちがあれば，誰に言われなくても言葉遣いや態度は自ずと決まるはず．スタッフ全員が「世界で一番ハッピー」という思いを共有しているため，行動に移しやすいのです．

この「世界で一番ハッピーに」という使命を果たすため，私たちには7つのコア・バリューというものがあります．その7つとは，次の通りです．

- ・使命感
- ・やさしさ
- ・真摯さ
- ・感動
- ・思いやり
- ・成長
- ・知性

コア・バリューとは，簡単に言うと価値観のこと．行動規範と言ってもいいかもしれません．私たち『柊みみはなのどクリニック』のスタッフは，この7つのコア・バリューに従って行動をするのです．毎朝の朝礼などで，繰り返しこれらの価値観を共有することで，スタッフの誰もが，使命感を持って行動できるようになっていきました．

40

個人の集まりが組織に変わる時

　正直に言うと,「子供たちの未来のために世界で一番ハッピーなクリニックを創る!」という使命ができる前の『柊みみはなのどクリニック』は, 個人商店の集まりのようなクリニックでした. よい言い方をすれば, ドクターも看護師も医療事務も, それぞれがそれぞれの仕事に徹する感じ. 悪く言えば, 自分のこと以外は無関心. とくにオープン当初は, スタッフの数が少ない中, 大勢の患者さまに対応しなければならず, 自分の仕事で手一杯だったので仕方がない一面もありますが, 今のように患者さま第一の立場に立って仕事をしていたとは, とても胸を張って言えるような状況でなかったことは事実だと思います.

　先ほど紹介したコア・バリューがないため, 対応もその場しのぎ. その都度, 内藤理事長に「どうすれば良いですか」などとお伺いを立てなければならない状況でした. ただ, 内藤理事長も診察で忙しい身. いちいち手を止めさせるわけにはいきませんから, そういう時は自己判断で物事を進めていましたが, 半信半疑のまま行っていたことも少なくありません. 確固たる行動規範がなかったため, 自信を持って行動することができなかったのです.

　使命があり, コア・バリューのある現在では, どういった価値観を持って行動すればよいのか, すべてのスタッフに共通の理解があるため, 人によって対応がバラバラということがありません. **迷ったら使命やコア・バリューを思い出し, それに従って行動に移せばよい**からです.

　すべてのスタッフが同じ価値観を持ち, 同じ方向を向いて仕事をすれば, クリニック内がギスギスとした雰囲気になることもないでしょう. 私たち『柊クリニックグループ』が多くの患者さまに支持されているのは, スタッフが「皆さんに愛されるクリニックにしよう」との思いをひとつにし, 努力をしているからにほかならないと, 私は強く思っています.

5 クリニックで働くということ

ただ診療をこなすことがスタッフの役割ではない

皆さんは，病院は何をする場所だと思いますか？

病気を治すためだけの場所でしょうか？

私はそうではないと思います．もちろん私たちは職業人である前に医療人です．患者さまの病気を治し，命を守るために全力を尽くしますが，**病院は単に診療を行うだけの場所だとは思っていません．ほかにもさまざまな役割があると考えています**．

例えば，地域の人々が安心して集まることができるコミュニティでもあるのです．ですから患者さまとスタッフ，あるいは患者さま同士で会話を楽しんでもらえる空間作りをするのも，私たちの大切な仕事だと思っています．

夏祭りや人形劇，子供たちの職業体験 図 1 など，さまざまなイベント 図 2 ～ 図 5 を企画して実行するのもそのためです．**人々が集い，楽しめる場を提供することで，地域の活性化に貢献しています**．こうして開かれた病院創りをすることも，「子供たちの未来のために世界で一番ハッピーなクリニックを創る！」という使命感から来ているものなのです．

夏祭りなどのイベントが近づくと，私たちは医療スタッフからイベント企画スタッフに早変わり．どんな催しをするのか考えたり，飾りを作ったり，あれこれ楽しみながら準備をしています．「みんな喜んでくれるかな？」など，子供たちの笑顔を思い浮かべながらする作業はとても楽しいもの．そして何より，イベントで実際に笑顔の子供たちと接した時は，何にも代え難い充実感を味わうことができますよ．

これが「子供たちの未来のために世界で一番ハッピーなクリニックを創る！」と考えている私たちが理想とする病院の姿．**単に診療を行うだけではなく，さらに地域に開かれた場所にしていかなければならないと考えています**．

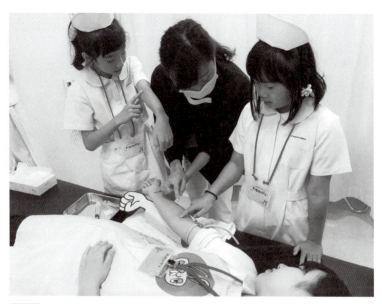

図1　子供たちの職業体験

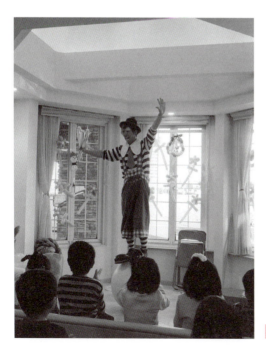

図2　ピエロショー

5 ● クリニックで働くということ

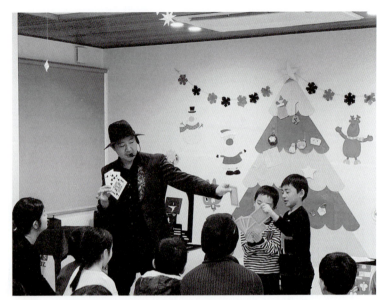

図3　大高駅前院でのマジックショー

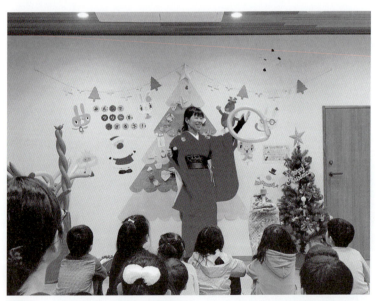

図4　大高駅前院でのバルーンアート

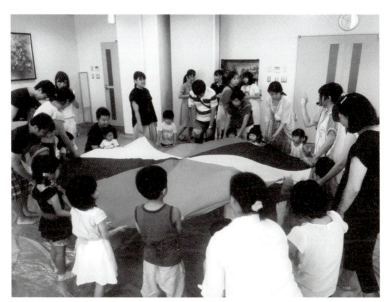

図5　有松駅前院でのリトミック

　そのためにも，ただ漫然と仕事をしていてはいけません．**どうしたら，もっと患者さまに安心して通っていただける場所になるかを一生懸命考え，良いと思ったことは実行に移していくことが，何より大切なことだと思っています**．

クリニックの成長に応じて変化・適応した自分

　オープニングスタッフとして『柊みみはなのどクリニック』で働き始めてから約20年もの月日が経ちました．よい時も悪い時も，常にクリニックとともに歩んできましたが，オープンしたての頃と比べると，良い意味で随分変わったと思います．

　やはり「子供たちの未来のために世界で一番ハッピーなクリニックを創る！」という使命ができ，そこに向かってスタッフが思いをひとつにして働くようになってからは，このクリニックで働くのは本当に楽しいと感じるようになりました．

私自身のことで言えば，専門学校で勉強したとはいえ，医療事務職員として現場で働くことはまったく初めてという手探り状態．その中で，内藤理事長はじめ，さまざまな方に支えてもらいながら，ひとつひとつ仕事を覚えていくことができました．

東海豪雨災害で濡れてしまった紙カルテを乾かしたり，電子カルテ導入の際には人が次々と辞めていったり…．この 20 年間で，さまざまな経験をさせていただきました．

その時その時で，本当に一生懸命仕事に向き合ってきたと思います．与えられた仕事，目の前の仕事に誠心誠意取り組んできました．大変だったことや辛いこともたくさんありましたが，今改めて思い起い出そうとすると，なぜかあまりハッキリと思い出せないのです．**その時は辛くても，そこを抜け出す事ができた時には，辛さを忘れてしまうほどに成長できている**ということかもかもしれません．

成長したといえば，仕事に関しての変化を恐れなくなりました．柊グループに勤務し始めた頃は，変化を嫌い，新しいことを拒絶するくらいでしたが，慣れなのか，イノベーションが身についたのか，クリニックの成長とともに私自身も成長でき，変化に適応できるようになったのだと思います．

私ほどバラエティに富んだ経験をしている医療事務職員はほかにいないかもしれませんね．もともとは，家庭科の教師になることを目指していた私でしたが，今ではすっかり医療事務が天職だと思えるようになりました．人生，どこでどう変わるか分からないものですね．だからこそ，面白いのでしょうが…．

背中を見せるということ

『柊みみはなのどクリニック』で働き始めた頃は，右も左も分かりませんでしたが，曲がりなりにも仕事を覚え，今では後進を指導する立場にまでなりました．とは言っても，上から偉そうに「ああしなさい」「こうしなさい」などと言うのは，はっきり言って苦手です．

私も最初は先輩の仕事ぶりを観察して見よう見まねで仕事を覚えてきたので，手取り足取り教えるというよりは，仕事をしている背中を見てもらっ

て，ついてきてもらえるとありがたいな，と思っています．

そのためには，まず**私が後輩たちのお手本となるような姿を見せなければなりません**．言うほど簡単なことではありませんし，プレッシャーもかかりますが，それを力に変え，後輩たちに「後藤さんのような医療事務になりたい」と少しでも思ってもらえるよう努力をしていきたいと思っています．

まずは与えられた仕事に誠心誠意取り組むことが大切だと思います．例えば，掃除や単調な仕事でも，心を込めて取り組めば，結果は必ず違ってきます．

私が入職したての頃，内藤理事長のお母様が，掃除道具の掃除をして下さっていたのです．ほうきについたホコリを，手できれいに取って，まるで新品のような状態にして下さっていました．「きれいな道具で掃除しないときれいにならないから」と仰っていた言葉を今でもよく覚えています．その頃まだ若かった私は，掃除道具は汚れていて当然のように思っていたのです．でも，その言葉を聞いてハッと気付き，それからは掃除道具はもちろん，ゴミ置場もきれいに整えるように気をつけています．掃除だからと嫌々やるのではなく，掃除も他の仕事と同じ，精一杯取り組むべき仕事のひとつなのです．だからこそ，**私は掃除だからといって後輩にやらせるのではなく，自分から積極的に行うようにしています**．先輩が率先してやっていたら，後輩もやるしかありませんからね．後輩たちの自覚を促すためには，まず**私自身が高い意識を持って仕事をしなければ，きっと誰もついてきてくれない**と思います．

後輩が「私が代わります」などと声をかけてくれるようになったら，うれしいですね．先輩がやっているのに気付いてくれるスタッフほど，仕事も長続きするように思います．

クリニックで働いているあなたに知っておいてほしいこと

医療事務の仕事は医療点数など覚えることはたくさんありますし，電子カルテへの入力や診察代などの計算は絶対に間違えられないというプレッシャーもかかります．毎年のように点数改定があり，せっかく覚えて理解できた算定ルールも，翌年にはガラリと変わってしまったということも．常に

JCOPY 498-04876

47

新しいことを覚えていかなければならず，長く勤めていても，以前の知識が全く役に立たないこともたくさんあります．日々，勉強が必要になってくる仕事です．

また，窓口なので仕方がありませんが，待ち時間が長くなってしまった時など，最初にクレームを言われるのは私たちです…．そして，クレームに対応するだけでなく，患者さまからのいろいろな質問に答えられるよう，知識を持ち合わせておかなければなりません．

そして**何よりも患者さまの気持ちに寄り添う事が出来るような思いやりを持つこと**，仕事中は，ドクターや看護師と連携を取ることも必要になってきます．繁忙期に患者さまが集中すると，目が回るほど忙しいですし…．そう考えると，なかなか大変な仕事ですね．

でも嫌なことばかりではありません．不安そうな様子の患者さまに笑顔で話しかけたら，患者さまも笑顔になった時などは，「お役に立つことができてうれしい」とやりがいを感じます．**受付業務も行う医療事務は，来院した患者さまと最初に顔を合わせるいわばクリニックの顔．あなたの笑顔が，病気で不安を抱える患者さまの笑顔を作るのです**．

確かに大変なこともたくさんありますが，仕事に好き嫌いを決めずに，何事にもチャレンジしてほしいと思います．

これからのクリニックについて

医療機関の接遇の質が上がってきたと言っても，世間一般で見ると，まだまだ笑顔が全くなく無愛想だったり，優しさが感じられなかったり，冷たい印象を受ける医療機関も多く存在しています．

医療機関での勤務が長いせいか，自分が病院を受診するような機会があると，つい受付のスタッフの様子を観察してしまうのですが，『柊クリニックグループ』だったら許されることではないと感じさせる接遇を目の当たりにする事も少なくありません．体調が悪く辛い気持ちでいるのに，追い打ちをかけるような冷たい態度．それぞれの医療機関での方針もあると思うのですが，何とかならないものかと思ってしまいます．

将来的にそういう患者さまをガッカリさせるような医療機関がなくなるこ

とを願わずにはいられません．私たちのクリニックが見本となれるような医療機関に成長し，同じような使命を持って日本の医療を担ってくれる病院やクリニックが増えてくれると，「病院は怖い」というこれまでの歴史のなかで根付いてしまったイメージを根本から覆すことができるのではないでしょうか．

そのためにも，**私たち『柊クリニックグループ』が世界から見本とされる医療機関になれるように，接遇面はもちろん，ドクター・スタッフ全員で「子供たちの未来のために世界で一番ハッピーなクリニック」を創るお手伝いをしていきたいと思っています**．

COLUMN

モチベーション Up & Keep 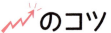 のコツ
～後藤のり子編～

> 対人援助職（人とかかわり，援助する仕事）である医療事務にとって，自己管理は大切なお仕事の一部！ 沢山の方にいつも感じよく接することができるように，「じぶんケア」も工夫しています！

お花に触れて心も美しく

作ることも眺めることも楽しい！プリザーブドフラワー

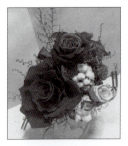

美しい状態を長期間楽しめるというところに惹かれ，習い始めて 15 年．思い通りに仕上がった時は最高に幸せです！

音楽で気持ちをリセット

大好きなアーティストのライブや Blu-ray 鑑賞でリフレッシュ

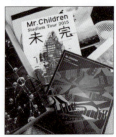

Mr.Children のライブに行って盛り上がったり，自宅でライブ Blu-ray を観ることがストレス解消になっています．

毎日癒されてます

とっても甘えん坊さんで，家の中ではいつも一緒です♡

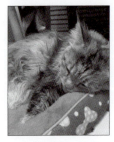

毎日帰宅すると玄関まで出迎えてくれる飼い猫のモモ．メインクーンという長毛種なので，モフモフ感がたまらなく可愛いです．

明日へのモチベーションに

気づきと勇気をもらって，本と映画に励まされています

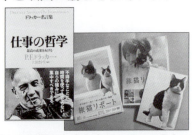

どんな困難にも立ち向かっていこうという気持ちになれたり，仕事の気づきを与えてもらったり．最近のおすすめは，映画「旅猫リポート」と，ドラッカーの「仕事の哲学」．

第2章

永延梨沙編

6 新卒入職

抱いていた希望と現実のギャップ

あなたが働いている職場は,「ここで働きたい」と憧れていた所ですか？

「はい」と答えたあなたは,私と同じですね.「なんとなく」ではなく自分で決めた職場だから,きっとすごく働きがいがありますよね.なぜなら私がそうだから….

いくら好きな職場でも,もちろんよいことばかりではなく,辛いと思うことや悩むこともたくさんあります.私も壁にぶつかって悩んだり,失敗して落ち込んだりしたことは,一度や二度のことではありません.

そんな時でも,最後には「好きな職場で働けている」という喜びが勝るはず.一生懸命頑張っていれば,どんな壁だって乗り越えられることでしょう.「何であんなことで悩んでいたんだろう」と思える日がいつかは来ると思います.

今ではこの医療事務という仕事が大好きで,本当にこの『柊クリニックグループ』で働いてよかったな,と心から思っている私ですが,「医療事務の仕事をする」という目標を見つけるまでに,随分時間がかかりました.

今こうやって振り返ってみると「何を悩んでいたのだろう」と思ってしまうほど.でも,そうやって悩んだ末に見つけた仕事だからこそ,今が充実しているのかもしれません.

ここからは,私がこの仕事に就くまでの話を紹介したいと思います.ぜひお付き合いくださいね.

私は高校を出て2年間,三幸学園名古屋医療秘書福祉専門学校で医療事務について学びました.同専門学校を卒業後の2008年4月に『柊みみはなのどクリニック』に就職.辞めることなく,現在に至っています.

52

実は，「専門学校へ行こう！」と決めたのは，高校3年生の秋のことでした．

クラスメイトのほとんどは，大学に行くにしろ，専門学校に行くにしろ，就職するにしろ，将来の目標に従ってどの道に進むのかとっくに定まっていた頃です．進路の方向性を決めたのは，たぶん私がクラスで一番遅かったのではないでしょうか．

なぜ一番遅くなってしまったのかというと，進路を決めなければならない段階になっても，なかなか将来の目標を見つけることができなかったからです．周りの皆はとっくに進むべき道を見つけていたこともあって，焦りばかりが募っていました．

「いったい私は何になりたいんだろう」

その頃の私は，常に自分の胸にそう問いかけていました．

自問自答が続く中，ある日ふと，私の胸の内にある気付きがありました．

何に気付いたのかというと，「私は子どもが好きだ」ということ．

そしてもうひとつ．「人と触れ合うことが好きだ」ということです．

接客業のアルバイトを経験して感じていた接客業の魅力を思い返し，子どもを中心に，たくさんの人たちと触れ合うことのできる仕事に就けたら楽しいのではないか，と思ったのです．

「何か子どもと携わることができる仕事を目指してみよう！」

その日から，子どもと関わる仕事に就くことが私の目標となりました．

何かを決めるまでは時間がかかってしまいますが，一度「こうだ！」と決めたら，すぐに行動に移せるのが私の取り柄です．

目標に向けて，まず行ったのは，子どもと関わる職業はどんなものがあるのか，そしてその職業に就くためにどんな学校で学べばよいかを調べることでした．

「何か私のぴったりの職業はないかな？」

そんなことを思いながらインターネットを検索していたら，なかなかよさそうな職業と，その職業に就くために学べる専門学校を見つけたのです．

その職業とは，小児クラーク．

はっきり言って，初めて耳にする職業ですし，私は「小児クラーク？　聞いたことないなあ．どんな仕事なんだろう？」といった感じ．とにかく頭の

中は「？」だらけでした．

　説明を読んでみると，小児クラークとは，小児病棟や産婦人科で看護師の補助をしながら子どもたちのケアをする仕事のようです．

　さらに調べていくと，三幸学園名古屋医療秘書福祉専門学校という専門学校が見つかります．いろいろなコースがある中で，小児クラークについて学べるコースがあることを知りました．なんでも，このコースで学べば小児クラークとしてはもちろん，小児クリニックの受付会計などの仕事に就くことができるというのです．

　正直に言うと小児クラークという職業について，あまりイメージがわかなかったのですが，大好きな子どもたちと関わることができそうな職業に，とても興味がわきました．と同時に，私のやる気にスイッチが入ったのです．

　「この学校で 2 年間しっかり学んで，卒業後は小児科で働こう！」

　随分と時間がかかってしまいましたが，ようやく大きな目標を見つけることができた瞬間でした．

　専門学校での 2 年間はとても充実したものになりました．進むべき道が決まっていたからか，授業も真面目に受けましたし，飲み込みも早かったように思います．

　就職先は自分でもびっくりするぐらいパッと決めることができました．高校から専門学校へ進む時はさんざん悩み，随分と時間がかかったことと比べると，あまりにも大きく違うので，親も驚いていたようです．

　考えてみると，就職がパッと決まったのは当たり前．なにしろ，『柊みみはなのどクリニック』以外には面接試験を受けていないのですから…．

　私にとって『柊みみはなのどクリニック』との出会いは，もう運命以外の何物でもありません．

　私が就職活動に取り組み始めたのは，専門学校 2 年の夏頃．高校の時は動きが遅かった反省から，早めに活動しようと考えていました．とにかく出遅れて，慌てて決めてしまうことだけは避けたかったのです．

　仕事となると一生のことですし，とにかく自分の納得の行くクリニックで働きたいと思っていました．

　私が目指していたのは「患者さまに愛されているクリニック」．ただお給

料のためだけには働きたくなかったのです．せっかくならやりがいのある所がいいと思うのは，当然のことですよね．

家から通えそうで，しかも雰囲気のいいクリニックはないかと，いろんなクリニックのホームページを見たり，患者さまの評判が書かれた口コミサイトを見たりして，自分に合うクリニックはないか探していました．

そこで見つけたのが『柊みみはなのどクリニック』（現　柊みみはなのどクリニック大府柊山）のホームページ．まるちゃんやふうちゃんなどのキャラクターたちが至るところに使用され，クリニックのホームページとはとても思えません．とても可愛らしく明るい作りで，見ているだけで楽しい気分になってきます．

「このクリニックはきっと働いていても楽しいんだろうなあ…」

実際に働いている自分の姿を想像してワクワクしたことを覚えています．

ところで，皆さんは柊クリニックグループのホームページを見たことがありますか？　とても明るい色使いで，かわいいウサギやへんてこなロボット，ゆる～い雰囲気のカモメにその全貌は誰にも分からないという謎の宿敵まで，実に多彩なキャラクターたちが出てきます **図1**．

何も知らずに初めて見た人は「いったいなんのホームページなの？」と疑問に思うことでしょう．少なくともクリニックのものだとは，誰も思わないはずです．

私はとにかくこのホームページがすっかり気に入ってしまいました．そしてこう思うようになっていったのです．「いつか，このクリニックで働いてみたい！」

口コミサイトで評判を見てみるとあまり悪口が書かれているようなことはありません．むしろ「雰囲気がよい」とか「スタッフの感じがよい」といったポジティブな意見が多かったように思います．

「ここで働いてみたい」という思いは，私の中でますます強くなっていきました．ただここで，問題がひとつありました（あくまで私にとっての問題ですが…）．

それは，ホームページを見る限りでは，事務員を募集している様子がなかったということです．どれだけ私が働きたいと言ったところで，クリニッ

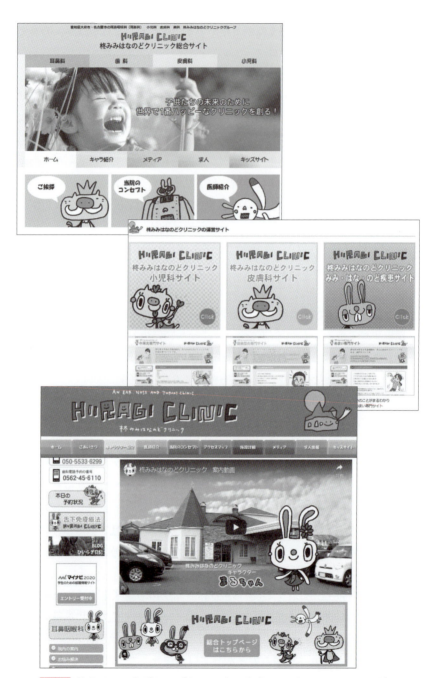

図1 柊クリニックグループホームページ (https://hiiragi.org/portal/)

ク側に人員を増やす予定がなければ，当然働くことはできません．

　だからと言って，私も簡単には引き下がれませんでした．

　とにかく一度，思い切ってコンタクトをとってみよう．

　そう考えた私は『柊みみはなのどクリニック』へ直接電話をかけてみることにしました．「働きたいので見学させてほしい」と直に頼んでみることにしたのです．

　ダメでもともと．

　断られたらスッパリ諦めて，ほかのクリニックを探すつもりでした．

　「突然のお電話申し訳ございません．私，名古屋医療秘書福祉専門学校の永延梨沙と申します．現在就職活動中なのですが，卒業後はぜひそちらのクリニックで働くことができればと考えています．勝手なお願いですが，一度クリニックの様子を見学させていただくことはできませんでしょうか？」

　「院長（内藤理事長）に確認をするので，少しお待ちくださいね．（しばらく保留音の後）大丈夫ですよ．ぜひ見にいらしてください．お日にちはいつにしましょうか…」

　緊張して実はあまり覚えてはいないのですが，電話ではこんなやりとりをしたと思います．

　ただひとつだけはっきりと覚えていることがあります．それは，電話口のスタッフの方がとても優しく丁寧に応対してくださったこと．『柊みみはなのどクリニック』への印象が一段と良くなりました．（後で確認したところ，電話対応してくれたのは前章の原稿を書いている後藤のり子さんでした）

　見学の日は，朝からとてもワクワクしていました．この時の気持ちは，はっきりと覚えています．緊張する自分がいる一方で，どんなクリニックなのか自分の目で早く確かめたくて，とにかく楽しみで仕方なかったのです．

　実際に訪問した『柊みみはなのどクリニック』はホームページで見るよりも何倍もステキなところでした．

　建物はメルヘンチックでかわいらしく，室内は明るくて清潔感があり，資料や備品などはきちんと整理整頓されています…．何より私が感心したのは，スタッフの方々の笑顔．すべてのスタッフがとびきりの笑顔で患者さまに応対されていて，雰囲気の良さを感じました．また患者さまだけでなく，診療中で忙しい中でも，見学に来た私にもとても丁寧で優しい対応をしてく

ださったのです.

見学して改めて「ここで働きたい」という思いを強くした私は履歴書を送り，内藤理事長と面接をして，晴れて『柊みみはなのどクリニック』の一員となることが決まりました.

面接時に内藤理事長は，「新たに医療事務職員を雇う考えはなかった」などと話していたのですが….

なぜ採用になったのか，働きだしてからも何となく聞きそびれてしまっているため，本当の理由は分かりません.「私の熱意を買ってくれたに違いない」と私は勝手に思っています.（後で確認したところ，「採用枠は全然なかったけど，積極的で感じが良く，若くて将来性があるから採用した」——だそうです）

どちらにしろ，**この就職活動を通じて，行動することの大切さを学びました**.「いまここで働きたい」と思ったクリニックで働けているのも，自分の思いを行動に移すことができたからです.

もし一歩を踏み出せないという人がいたら，少しの勇気を振り絞ってみてください.絶対に道は開けると思います.勇気を出して一歩を踏み出したおかげで，道を切り開くことができた私が言うのだから間違いありません.

ここまで私が長々と医療事務の仕事を始めるきっかけについて書いてきたのは，どうしても勇気を持って行動に移すことの大切さを知ってもらいたかったから.同じようなことで悩んでいる人の参考になってくれたら，うれしいです.

ここからは，晴れて社会人になった私が，医療事務という仕事を通じて感じたことや学んだことを書いていくことにしましょう.

医療事務の現場では，日々どんなことが起きているのか，お伝えできればと思います.

私はまずは学生アルバイトとして 2007（平成 19）年 10 月から『柊みみはなのどクリニック』で働き始め，正規職員として働き始めたのは，2008（平成 20）年 4 月のことです.このクリニックにたくさんの期待や理想を持って働き始めたことは，これまでの経緯を読めば分かっていただけますよね.よく理想が大きいほど，現実を知った時の落胆は大きくなると言います

が，私に限って言えば，それは当てはまらないかもしれません．

　なぜなら内藤理事長はじめスタッフの皆さんが本当に優しい人ばかりだったからです．おかげで職場の雰囲気に早くなじむことができました．社会人1年生がよくかかると言われる五月病にも，まったくかかる気配はありませんでした．本当に毎日が楽しくて，職場に通うのが楽しみで仕方なかったことを覚えています．

　もちろん仕事は楽しいことばかりではありません．

　先輩に迷惑をかけてしまって，落ち込んだこともありました．

　仕事がなかなか覚えられず，自分には向いていないかもしれないと，悩んだこともありました．

　大きなミスをして患者さまに大目玉を食らったこともありました．

　思い出すのも恥ずかしい失敗を重ねてきましたが，それでも「仕事は楽しい？　それとも辛い？」と聞かれたら，胸を張って「楽しい！」と答えることができると思います．

この職場はいったい何？　社会人ってこんな感じなの？

　社会人になってもう10年以上になります．先ほどからお話ししてきた通り，私は『柊みみはなのどクリニック』以外で働いた経験がありません．ですから，「職場は楽しいところ」と思っているのですが，違う職場に勤めている友人たちの話を聞くと，どうやら職場は楽しいところではなかったりするようです．「楽しそうに働いていて，梨沙がうらやましいなあ」なんて言われたりすることも．そんな声を聞くと，ここは恵まれた職場なんだなあと改めて思います．

　柊クリニックグループはなぜ雰囲気がいいのでしょうか？

　その答えを自分なりに分析してみると，子どもが好きなスタッフが集まり，子どもたちのために何ができるのか常に考え，自分たちも楽しみながら仕事をしているからではないかと思います．

　子どもたちの笑顔は，何よりの癒やしになります．無邪気に笑う顔を間近に見ると，どんなに辛い思いをしている時でも，「もっと頑張ろう！」という思いにしてくれます．

だからこそ，子どもたちにとって，決して楽しい場所ではない病院を，少しでも楽しい場所にすることができれば…．私はそんな風に思っています．

　自分が誇りを持って働いている職場が，子どもたちにとっては苦痛でしかないなんて，悲しすぎますよね．時には子どもたちの大嫌いな注射を打たなければなりませんが，そんな時でも苦痛を少しでも和らげてあげられるような雰囲気を作りたいし，作れると思っています．

　子どもたちが嫌がる場所に連れていくのは，親御さんにとってもストレスですよね．そんな親御さんが抱えるであろうストレスも，少しでも減らすことができたら．こんなことを考えるようになったのも，スタッフみんなで子どもたちの笑顔のために一丸となっているからこそだと思います．

　それから，内藤理事長の影響も大きいのではないでしょうか．採用面接で初めて会った時，「この先生はきっと子どもが好きなんだろうなあ」と強く感じたのを覚えています．

　なぜそう感じたのかというと，私に対しても「何か聞きたいことはないですか？」などと優しく話しかけてきてくれたから．醸し出す雰囲気から，患者さまはもちろんスタッフも大切にしている雰囲気を感じ取ることができました．

　そんな内藤理事長がトップにいるから，クリニックの雰囲気も自然と優しいものになっているのだと思います．こうした環境で働けることに感謝しなくちゃいけませんね．これは当グループの良き伝統．大切に守っていかなくてはならないと思います．

　「子どもたちの未来のために世界で一番ハッピーなクリニックを創る！」という『柊クリニックグループ』の使命を果たすためには，まず私たちスタッフがハッピーな気持ちでやりがいを持ち，仕事に取り組まなくてはならないですよね．

仕事の覚え方

　優しい先輩方ばかりの良い職場ということは，先ほどから再三申し上げていることですが，仕事を覚えるということに関して言えば良い職場とは言えないかもしれません．なぜなら，あまり注意をしてくれないからです．

とくに新人の頃は，何をどう動いたらいいか分からず，ぼやっと立ったままということもよくあったのですが，そんな時でもあまり注意された覚えがありません．とにかく患者さまにご迷惑がかからないようにと先回りをして，仕事を済ませてしまうというタイプの先輩が多かったように思います．

それは患者さまも同じです．クレームを言われても言い訳のできないようなミスをした時でも「新人さんだから仕方ないよね」という感じの優しい言葉をかけていただくことも，よくあることでした．

最初はその優しさに甘えていたのですが，ある時「このままでは一生甘えたままで，仕事を覚えることができないかもしれない」と気付かされる出来事が起きたのです．自分が犯した入力ミスに自分で気付いた時でした．

どうやら私の勘違いで患者さまのデータをパソコンに入力する際，その入力方法を間違えていたみたいなのです．ところが，そのミスに気付いた先輩がいたようで，こっそり正しい入力方法でデータを直してくれていました．たまたま私が見返した時に，「あれ，私が入力したのと違う」ということに気付き，自分がミスをしていたと認識することができたのです．その時は顔から血の気が引いていくようでした．

恐らくこうしたミスはほかにもしていたのでしょう．**よく気の付く先輩たちが，さりげなく後輩のミスをフォローしてくれていたのです**．その時，「間違っているよ」と注意してくれてもぜんぜんよかったのに…．**それ以来私は，自分がしてきた仕事に間違いはなかったか，必ず見返すようになりました**．それで入力ミスに気が付いて，先輩に正しい方法を教えてもらったこともあります．

人間ですからミスをしてしまうことは仕方のないことです．それよりも恐いのが，知らずにミスを見過ごして，同じミスを何度も繰り返すということ．絶対にそれだけはしてはならないと，自分自身で心がけるようになりました．

今，私は教育マネージャーとして，後輩たちの指導に当たっています．ただ先輩方の優しさに甘えて，与えられた仕事をこなしているだけでは，とてもこの役を与えられるまでにはならなかったでしょう．

「このままではいけない」と自分で気付き，自分なりに工夫をして仕事を覚えたという経験は，私の中でとても大きな財産となっています．社会人として，自分が成長したなと感じられる出来事でもありました．

先輩との接し方

私が『柊みみはなのどクリニック』で働き始めてから今日まで，がむしゃらに努力をしてきました．もう 10 年以上も経っていますが，本当に「あっという間」という言葉がぴったり．それだけ充実した毎日を送ることができているということでしょう．

まったく別の道へ進んだ友人の話などを聞いていると，「仕事を辞めてしまった」と聞かされてびっくりするというケースが少なくありません．仕事が辛かったり，人間関係に悩んだりと，さまざまなストレスを抱えているようで，「結構社会人って大変なんだなあ」と思わされることもしばしば．それに比べると，憧れの職場で楽しく仕事が続けられている私は本当に幸せ者だと思います．

そうした幸せが実感できるのも，内藤理事長はじめ周りのスタッフに恵まれたおかげです．アットホームな雰囲気の中でのびのび仕事ができる環境に感謝しなければなりません．とくに新人の頃，医療事務スタッフの先輩方が優しく接してくださったことが，大きなストレスを感じることなく過ごせた理由のひとつだと思います．

先ほどから何度も書いてきていますが，先輩方は優しい人ばかり．こちらが「○○のことを教えてください」と質問をすると，どの先輩も丁寧に答えてくださいます．

言い方が悪くなってしまうのですが，自分自身のスキルアップのために利用させてもらおうと思い，タイミングを見ていろいろと話しかけるようにしていました．お昼休憩でお弁当を食べながら，仕事終わりにちょっとお酒を飲みながら…．

とにかくコミュニケーションをしっかりとるように心がけました．先輩方は仕事をする上で，一番身近で一番参考になる生きたお手本．上手に活用しない手はないですからね．

職場内の風通しがよく，先輩と後輩のコミュニケーションがしっかりとれているのも，『柊クリニックグループ』の良き伝統．私もこうしたいい部分を引き継ぎ，後輩たちにいろいろなことを教えていきたいと思っています．

7 法人の拡大と違和感

法人グループの成長,スタッフの急増

　私が入社して以降,新たに入ってくるスタッフがいても年上の方たちばかりで,年齢的に私が一番下で可愛がっていただける立場にいるという状況が4,5年ほど続きました.私だってさすがに「そのうち後輩が入ってくる.いつまでもこんな状況は続かない」と覚悟はしていましたし,いずれはサブリーダーを目指せるよう次のステップアップとしてコンシェルジュの仕事を任され,日々試行錯誤して過ごしていました 図1 , 図2 .しかし,いきなり大きく立場が変わるとは….(『柊クリニックグループ』でのコンシェルジュとは受付内ではなく,待合室に常駐し,患者さんの対応をするスタッフのことです.)

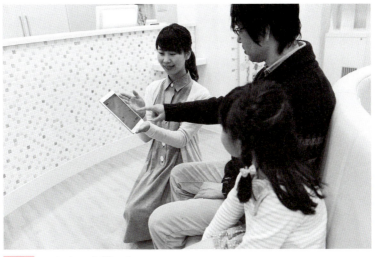

図1　コンシェルジュ1

結婚や出産などのタイミングで，先輩方がバタバタと休職されて，その代わりに新卒の新人スタッフが入ってくるようになったのです．気が付いたら私がサブリーダーに任命されてしまいました．
　これまでは一番下の気楽なポジションにいた私が，いきなりサブリーダーだなんて…．
　それからすぐに，1番の頼りであるリーダーの後藤さんもしばらく通院が必要で一時休職となり，事実上のリーダーになってしまったのです．
　かなりのプレッシャーを感じていた私に，追い打ちをかけるような出来事が，それからあまり時間の経たないうちにまた起こりました．JR東海道本線大高駅前に新しく分院が開業することになったのです．頼れるリーダーの後藤さんが休職の上，先輩方が出産でごそっといなくなってしまっただけでも大変なのに，次は分院だということになって，私自身あの頃はちょっとしたパニックに陥っていました．
　入社してからの4, 5年が順風満帆だっただけに，いきなり訪れた試練は荒波のように大きかったです．思うように仕事を進められず「もうなんでこんなタイミングなの！」と感情的になったこともありました．
　こんな気持ちになったのは『柊みみはなのどクリニック』で働くように

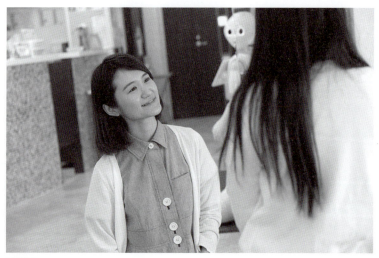

図2　コンシェルジュ2

なってからは初めてのこと．責任やプレッシャーが一気に私のところに押し寄せてきて，潰されてしまいそうでした．

なんのために私は働いているのか？

　クリニックが大きく変わっていく中，私にとってとくに大変だったのが後輩たちの指導でした．

　経験豊富で知識もスキルも持ったベテランスタッフが一時いなくなり，その代わりに入ってきたのは20代前半の若い子たち．大学や短大を卒業したてで，これまで医療事務として働いた経験のないようなスタッフばかりとなってしまいました．ほとんどのスタッフが，「保険証をしっかり見るのは初めて」という人ばかり．こんな心もとないスタッフたちで新たなスタートを切ることになったのです．

　私としては一から丁寧に教えていったつもりなのですが，なかなか理解をしてもらえなくて….

　「どうしてこんなカンタンなことも分からないの？」などとイライラをぶつけてしまうこともよくありました．

　今思えば，分からなくて当たり前なんですけどね．私もリーダーとして未熟だったので，どうしても後輩たちの悪いところばかりが目に付いてしまう状態でした．そもそもサブリーダーになりたいなんてひと言も言ったことがなかったのに，いきなりサブリーダー，しかも事実上リーダーをやらせるなんてどういうこと？　人を指導した経験がないのだから，うまく指導なんてできる訳がない！　いったい私に何を求めているの？　こんな感じでクリニックに対する愚痴があふれ出てきたこともありました．以前は楽しくて仕方がなかった仕事ですが，あの頃は楽しいと思えませんでした．

　そういう気持ちというのは，周りにも伝わってしまうものなので，とくに後輩たちは大変だったと思います．今振り返ってみても，あの頃の職場の雰囲気は，よくなかったですね．後輩たちには悪いことをした…と反省しています．

　仕事が楽しくないなと思うようになってから，「このままではいけないな」という思いが自分の中にあったのも事実です．**悪い流れになっている職場の**

7
●
法人の拡大と違和感

雰囲気を良い方向に持って行くためには，「まずは自分が変わらなければいけない」と思いました．先輩たちに甘えてばかりもいられないと思い，自分なりに仕事の工夫をし始めた時と同じですね．

そこでまず私が行ったのは，私の新人時代を思い出すことでした．先輩方は私にどのように接してくれていたかを振り返ってみたのです．

さんざん書いてきている通り，私は先輩方からほとんど怒られた記憶がありません．悪い点を指摘されるというよりは，「よくできたね」とか「頑張ったね」などと，前向きになれるようにずっと励まされてきました．

だからこそ，仕事が嫌にならず楽しく思えたのです．

そのことを思い出しつつ，私の態度を振り返ってみると，先輩方がしてくださったこととは，まったくの逆．最悪ですよね．これでは，後輩たちが付いてきてくれるわけがありません．

「これからは後輩たちのいいところに目を向けよう！」

そう思った私は，**後輩たちのいいところをノートに書き出すことにしました**．そういう思いで後輩たちの仕事ぶりを見ていると，「この子は笑顔が硬く，患者さんと積極的に接することは苦手でも，覚えが早く事務的なことはしっかりミスなく行ってくれているな」とか「彼女は，覚えはゆっくりではあるけれど，患者さんに対してよく気付き，いつも笑顔で患者さんやスタッフに接しているな」とか，これまで見逃していたようなことが見えてくるようになったんです．

人間誰でも短所もあれば長所もあります．スタッフ一人一人の仕事ぶりをしっかり見ていくことで，それぞれいいところを持っていることに気付かされました．

それぞれのいいところを書き出すことで，スタッフの個性を把握することができたので，次はそのいいところを活かすためにはどうしたらいいのかを考えました．ここで工夫したのは，ただ頭で考えるだけにはしなかったこと．ここでもまた，ノートに書き出すようにしたのです．思い付いたことは書き留めておかないと，忘れてしまいがちですからね．

そして最後は，ノートに書いたことを実践しました．

これが一番大事なことです．

ただ頭で考えているだけでは，何も変わることはありませんからね．ス

タッフ一人一人のいいところを活かして指導をするという方法に変えてから
は，スタッフたちも先輩がしっかりと見てくれている，という安心感から信
頼を抱いてくれるようになりました．また，スタッフだけでなく，私自身も
スタッフのいいところに目を向けることで，スタッフのことを信頼すること
ができるようになりました．こうしてお互いに信頼関係を築くことができた
のです．

　ちょっとおこがましいのですが，ここからひとつ，私からのアドバイス
が…．**スタッフの仕事姿を見て評価することも大切ですが，それだけでは
分からないことはたくさんあります．なので，しっかりとスタッフと話し合
う時間を作ることが大切です．話すことで，分かること・理解し合えること
がたくさんあります**．後ほど詳しくお話しさせていだくワン・オン・ワン・
ミーティングを通して信頼関係を築くことがとても大切です．

　こうしてクリニックの成長とともに後輩たちの成長はもちろん，私自身も
リーダーとして成長することができました．

　話はそれますが，**頭で考えたことをノートに書き留めるという作業は，と
てもおすすめです**．頭の中がすごく整理されますし，進捗状況などが分かる
ので，より成果が出しやすくなると思います．医療事務はもちろんですが，
おそらくどんな仕事にも当てはまるのではないでしょうか．なかなかうまく
後輩の指導ができないと悩んでいる人はだまされたと思って試してみてくだ
さいね．

スタッフの視点，理事長の視点の違い

　クリニックのスタッフは，比較的入れ替えの多い場合と何十年も同じス
タッフが続ける場合と，どちらか2つのケースが多いように思います．

　『柊クリニックグループ』の場合，大府柊山の本院開院当初は同じスタッ
フが続ける後者のケースでしたが，大高駅前院の開院を機に，新卒者を多く
採用することになりました．新卒者が多いということは，それだけ結婚や出
産などで離職してしまうケースが多くなるということ．どうしても人の入れ
替わりが激しくなってしまいます．

　現場にいる立場から言わせてもらうと，人やシステムなどがどんどん変わ

ることになると，それだけ私たちの負担も増えることになってしまいます．分院の開院時は人も大きく入れ替わったこともあり，「なんでこのタイミングなの？」と反発の声もありました．やっぱりルーチンワークで仕事量も変わらないほうが楽ですからね．動揺が隠せない周りのスタッフと同じように，私自身もその頃はいろいろなことに戸惑いながら仕事をしている状態でした．

ただ，クリニックを経営する理事長の立場に立ってみると，同じところに留まっているより，少しでも大きくしたいという思いはよく分かります．

私自身がリーダーとなり成長することができたように，クリニックを成長させたいと考えるのは当たり前．より新しくて精度の高い医療機器を導入するのも，新たに分院を増やすのも，それはクリニックが成長するためには当然のこと．理事長はクリニックを成長させたくて，さまざまなことに取り組んだに違いありません．

また，患者さまの立場でも一緒ですよね．**昔のままでなんの変化のないクリニックと日々環境が改善されているクリニックと，どちらで診てもらいたいかと聞かれれば答えは明白**．私なら絶対に後者を選びます．クリニックが大きく成長するということは，患者さまにとってもメリットの大きいことなのです．

そして，それはスタッフの成長にもつながるのです．クリニックが成長するためにはスタッフの成長が必要不可欠ですからね．

こういう考えができるようになったのも，苦しい状況を乗り越えることができたからだと思います．**たくさん悩み，たくさん考えたからこそ，さまざまな立場に立って物事を見ることができるようになったのです**．

日々の仕事への違和感

私がさまざまな立場で物事を考えることができるようになったのは，もちろん日々の経験によるところもありますが，リーダーとしてさまざまな研修を受けたことも大きいと思っています．

とくにリーダーを任された頃の私は，なかなか意識を変えることができず，戸惑いや違和感を抱きながら日々の業務をこなしているような状態でした．

ある時「これちょっと受けてみてはどう？」と内藤理事長に言われ，リーダー研修を受けることになりました．

医療には関係なく，いろいろな業種で働く人が集まる研修です．受講者のほとんどが男性で，女性は少なかったのですが，医療の世界しか知らない私にとっては，とても新鮮で，とても勉強になるものでした．こうした研修を受けさせてくれるクリニックはあまりないのでは？　違う世界を知るということは，とても大切なことですよね．

研修を通じて視野が広まると，いま行っている仕事に違和感を覚えることもしばしば．医療業界では当たり前のことも，他の業界から見るとおかしいと思えることが多々あったりしたのです．とくに患者さまに対する意識の差は，サービス業とは大きな差があることを知りました．

クリニックでは，混み合っている時など，どうしても患者さまを待たせても当たり前と思いがちですが，他の業界ではそれはあり得ない話．他業種の方々との交流を通じて，少しでも待ち時間を短くするためにどんなことができるのか，待っていただいている時間を短いと思ってもらえるようにどんなことができるのか，といったことを自分なりに考えるようになりました．

受付は私たち医療事務担当の基本の仕事．クリニックを訪れた患者さまが最初に顔を合わせる部門になります．少しでもいい印象を持っていただくことはもちろん，待ち時間を有意義に過ごしていただくためにいろいろと工夫をしていくことも，私たちにとって大切な仕事だと思っています．

7 ● 法人の拡大と違和感

8 転機

使命に基づいて働くということ

「子どもたちの未来のために世界で一番ハッピーなクリニックを創る！」

これが私たち『柊みみはなのどクリニック』の使命です．朝礼などことある機会に確認をするので，スタッフ全員がしっかりと覚えており，何を見なくても，スラスラと暗唱することができます．

「使命」という言葉を辞書で調べると「与えられた重大な任務」という意味が出てきます．働いている職場の方針として掲げられていることなので，その職場で働いている私たちからすると確かに「任務」なのでしょうが，「任務」と言うと少し響きが重たいので，私は患者さまとの約束だと考えるようにしています．

では，「世界で一番ハッピーなクリニックを創る」という約束を果たすために，私たちは何をすればよいでしょうか．

患者さまは病気を治しに来ているのですから，まずは正しい診断を行い，きちんと治療を行うことが大切です．これに関してはドクターや看護師の仕事．私たち医療事務にはどうすることもできません．

では，私たちができることとは？

医療事務の仕事は多岐に亘りますが，患者さまとの窓口となる受付業務も大切な仕事です．患者さまの不安を少しでも減らせるような雰囲気を作ることは，私たちのやるべき仕事のひとつだと思います．ほかにも，清潔な院内環境を整えるために隅々まできれいに掃除をしたり，診察後に速やかに帰っていただけるよう診療点数の計算を素早く正確に行ったりするのも私たちの仕事になるはず．

もちろんスタッフ同士の関係がギスギスしているようでは，患者さまを気持ちよく迎えられるわけがありません．スタッフ同士がしっかりコミュニ

ケーションをとることだって,「世界で一番ハッピーなクリニック創り」には欠かすことのできないものだと言えるのです.

　どんなことでも目標を立てると,それに向かって努力がしやすくなりますよね.「子どもたちの未来のために世界で一番ハッピーなクリニックを創る!」という使命は,私たちスタッフにとってはまさに目標ともいうべきもの.これがあるおかげで,やることが明確になり,そこに向かって努力ができるのだと思います.この使命は私たちが仕事をする上での原動力になっているのです.

学ぶ習慣が私を変えた

　前章で,内藤理事長の勧めもあり,異業種の担当者などが集まるリーダー研修をはじめ,さまざまな研修を受けていることを紹介しました.専門学校を卒業し,このクリニックに就職をして以来,ほかで働いた経験のない私にとってはカルチャーショックというか,勉強になることばかり.本当に受講してよかったと思っています.

　とくに印象に残っている研修がドラッカー塾・基本マネジメントコースの

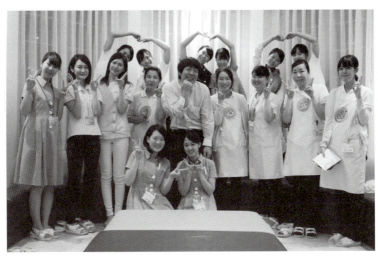

図1　ディズニー講師による自己啓発セミナー

受講やディズニーアカデミーの研修 図1 です.

　ディズニーアカデミーの研修はディズニーのフィロソフィーからゲストサービスを学ぶものです．異業種ではありますが，ディズニーのゲスト・キャストを大切にする考え方はとても勉強になることばかりで感動したことを覚えています．ドラッカー塾・基本マネジメントコースの受講は，年上のそれも男性ばかりの中で学びました．最初は難しそうな内容と，場違いなような雰囲気に恐縮していたのですが，ここで学んだことは私の人生の中で本当に大きな起点になったと思います．また日頃接することができない職種の方たちの考えや姿勢に触れることができ，とても刺激となり，この研修を受けたことで学ぶことの楽しさを知ることができました．

　また，こういった外部研修以外にも講師の方をクリニックに招き，研修を行っていただくこともあります．元スターバックススタッフの方に接遇や育成システムについてお話しをいただいたり 図2 ．

　この研修は私がリーダーになったばかりの時に受けた研修ですが，同じ年代の若い方が堂々と，接遇や教育についてお話しされている姿はびっくりするとともにとても刺激を受けることとなりました．

　それからというもの，すっかり学ぶ楽しさを知った私は，内藤理事長に勧

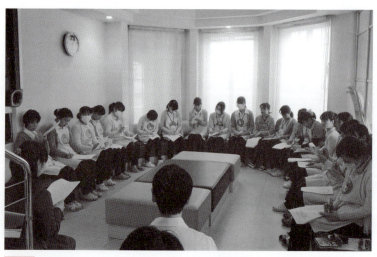

図2　元スターバックススタッフによる接遇研修

められたものだけではなく，自分でも「これを受けてみたい」という研修が
あればお願いして受講するようになりました．

　正直に言うと，学生の頃はあまり勉強が好きなタイプではなかったのです
が…．

　人間変われば変わるものですね．きっと，学生時代の友人が進んで勉強し
ている私を見たら「梨沙，ちょっとどうしたの？」と驚くのではないでしょ
うか．それぐらい自分でも変わったと思います．

　自分の知らない知識を身に付けることや，まだ見たこともないような世界
を見るということが，心から面白いと思えるようになりましたが，おそらく
学生の頃の私では気付くことはなかったと思います．

　社会人になり，仕事の厳しさを知り，自分を変えなければならないという
思いを抱いたからこそ，学ぶことの大切さに気付くことができたのです．

　同じ勉強でも自ら進んで行うのと，人に言われて嫌々やるのとでは，結果
はまったく違ったものになるのでは．今だからこそ，学ぶことが楽しいと思
えるし，いろいろなことが理解できるのだと思います．

仕組みを作る面白さ

　私は何かアイデアを思い付いたら，すぐに実行に移すタイプだと思いま
す．そうやって思い付いたことを形にすることは楽しいですね．実際に出来
上がった時の喜びは何物にも代えられません．

　私がサーバントリーダー（サーバントリーダーとは，相手に奉仕し，その
後に相手を導くリーダーのことです．また当グループでは受付・診察室・歯
科部門を全て統括するリーダーのことを示します）になってからは，医療事
務スタッフ用のマニュアルを作り直したのをはじめ，いろいろと新しい取り
組みを始めましたが，中でも最大のヒットは「**ワン・オン・ワン・ミーティ
ング**」図3 ではないでしょうか．

　「ワン・オン・ワン・ミーティング」とは何かと言うと，リーダーと後輩
スタッフが1対1で面談をすること．月に1回，10分でもいいので，誰に
も邪魔をされることなくいろいろなことを話し合いましょうというもので
す．テーマは自由．できるだけ私は聞き役に徹して，後輩たちの声に耳を傾

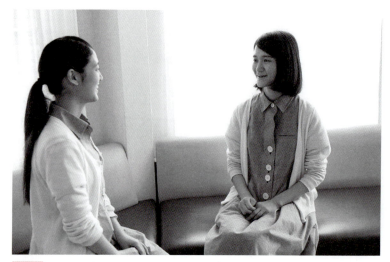

図3　ワン・オン・ワン・ミーティング

けるようにしています.

　このミーティングの狙いは,スタッフ間のコミュニケーションを密にすること.例えば,冬場など患者さまの多い時期になると,どうしても仕事に追われて,コミュニケーションを取る時間がなくなりがちになるので,制度化してみようと始めることにしたものです.

　始めた頃は緊張のせいか,お互いに無言のままばらく見つめ合ってしまうということもありましたが,今ではすっかり当たり前になり,いろいろな話ができるようになりました.悩み事を聞いたり,業務改善のアイデアを出し合ったりなど,ミーティングの中身はいろいろ.ミーティング開始以前と比べて,医療事務チームが抱える問題点などがはっきりわかるようになり,風通しはよくなっていると思います.また,お互いに腹を割って話し合っているうちに,信頼関係も高まりました.

　最初はうまく行くかどうか不安な面もありましたが,思い切って取り組んでみてよかったと今では思っています.『柊クリニックグループ』の掲げるコア・バリューのひとつに「現状に満足することなく,常にイノベーションを心がけます」という項目がありますが,この取り組みはまさしくイノベーション.私を含めたスタッフの成長に今や欠かせないものとなっていると

言っても言い過ぎではないと自負しています．（後輩たちも同じように思っていてくれたらうれしいな）

　今紹介した「ワン・オン・ワン・ミーティング」は，上司と部下という縦の関係をより強固なものにする取り組みですよね．もちろん大切なことですが，縦だけではなく横の関係も大切にしなければなりません．

　そうした観点で行われているのが「**バディ・システム**」．上下関係や部署の垣根を取っ払って，2人1組あるいは3人1組になって，スタッフ同士のコミュニケーションを密にしてもらおうというものです．

　具体的には，1人毎月500円を支給して，そのお金でお茶や食事に出掛けてもらっています．とりとめのない話でもいいので，楽しく食事をしながら同じ時間を過ごして，お互いのことをより理解してもらうのが狙い．部署の違う人同士でも，こうやって普段からコミュニケーションを取っておけば，部署間で誤解が生じることも避けられますし，一体感もより高まると思います．

　皆さん忙しいので時間を合わせるのはなかなか大変そうですが，最低でも3カ月に1回は一緒に出掛けてもらっています．ランチに行ったり，スターバックスコーヒーにお茶をしにいったりしています．

　内藤理事長に聞いた話だと，この「バディ・システム」にはコミュニケーション強化のほか，離職を防ぐという狙いもあるということなのですが，十分効果は出ているのではないでしょうか．

　それからもう1つ．これは仕組みではないのですが，ある時思い付いてクリニックのリーフレット 図4 を作ったことがありました．「子どもたちの未来のために世界で一番ハッピーなクリニックを創る！」という使命をスタッフ間だけではなく，患者さまとも共有することができれば，患者さまが私たちにより親しみを覚えてくれるのではないかと思ったからです．

　リーフレットは，私たちはこんな使命を持って働いていますということを呼び掛けるとともに，病院は決して恐いところではないというのを知ってもらうため，イベントや飾り付けなどを行っていることをアピールする内容としました．

　同じ飾り付けでも，可愛いな〜と見ているのと，そんな意味が込められて

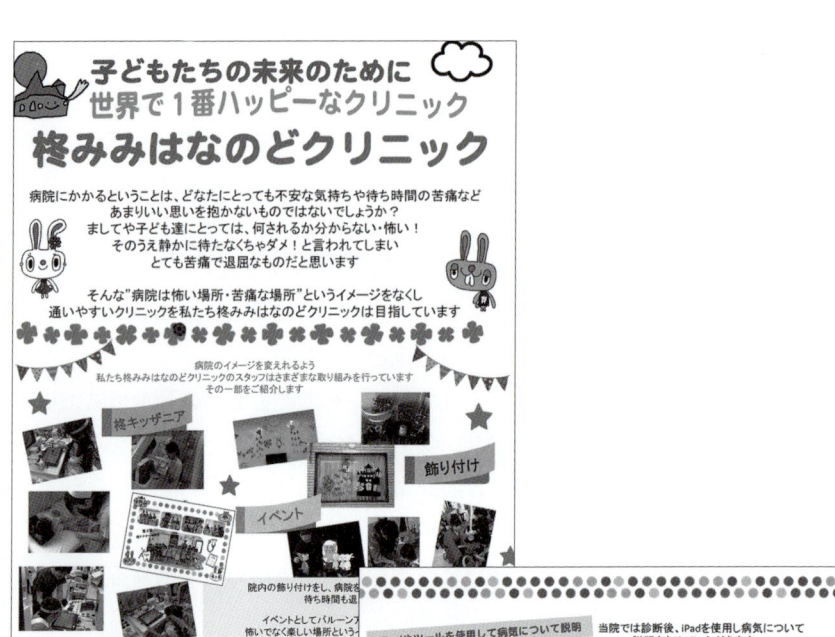

子どもたちの未来のために
世界で1番ハッピーなクリニック
柊みみはなのどクリニック

病院にかかるということは、どなたにとっても不安な気持ちや待ち時間の苦痛など
あまりいい思いを抱かないものではないでしょうか？
ましてや子ども達にとっては、何されるか分からない・怖い！
そのうえ静かに待たなくちゃダメ！と言われてしまい
とても苦痛で退屈なものだと思います

そんな"病院は怖い場所・苦痛な場所"というイメージをなくし
通いやすいクリニックを私たち柊みみはなのどクリニックは目指しています

病院のイメージを変えれるよう
私たち柊みみはなのどクリニックのスタッフはさまざまな取り組みを行っています
その一部をご紹介します

柊キッザニア
飾り付け
イベント

院内の飾り付けをし、病院は
怖いでなく楽しい場所という

イベントとしてバルーン…

柊キッザニアを通し実際にお医者さ…
病院を身近に感…

こういった取り組みは患者さんとスタッ…
子どもたちに楽しんで欲…
お子さんの恐怖心や、通院の…
願いを込め…

iPadやツールを使用して病気について説明

当院では診断後、iPadを使用し病気について
説明をさせていただきます。
先生の前では緊張して言われたことを忘れてしまう・・・
聞きたいことがあっても聞きにくい・・・など診察時に
感じられる方がいらっしゃいます。
そういった事がないよう診察の後にゆっくり
病気について説明を受けていただく事で
病気に対する理解を深めていただければと思います。
またお家で再度振り返っていただけるよう
説明の用紙をお渡ししています。

待合モニター動画システム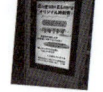

当院の情報やよくある病気の解説を大きな画面で流しています。
「診察前の緊張するお気持ちを画面を見る事で
少しでも解消していただけたら・・。」と
院長の思いがいっぱい詰まっています。
「ひいらぎキッズクラブ」に加入いただいたお子様は
この画面に登場することができますよ！

スタッフの願い

こういった様々な取り組みを通し、子どもたちが抱いている恐怖心をなくし
子どもたち自身の負担をなくしてさしあげるのはもちろん
お母様方の通院の負担を減らすお手伝いができればと考えています！

子どもたちが嫌がらず受診してくれる、そんなクリニックには
お母様方もお子さんを連れて通院しやすいのではないでしょうか？

通院のしやすさが、治療の中断をなくし、病状・症状の回復に導くことができます
また心配事や気になることがあった際にも気軽に受診していただけると思います

そんな"恐怖心なく通いやすいクリニック"であることで

病状・症状の回復に導き、医療人として優しさを提供し
子どもたちの健康を守り、未来につないでいけたらと願っています！

図4 リーフレット（使命）

いるんだ，という視点を持って見るのでは，私が親であれば後者のクリニックに安心感を覚えるかなと思ったからです．イベントにも，病院苦手だから，1度参加してみようかな…とより興味を持ってもらうことができるのではないかと考えました．

また，患者さま目線だけでなく，飾り付けやイベントはスタッフが一生懸命考え行ってくれていることなので，そこにもっと焦点を当ててあげたいというスタッフへの親心的なものもあり，患者さまにとってもスタッフにとっても，有意義なものが作成できればと思いました．

文章やデザインも自分で考え，まず見本を作ってみることに．それができた段階で，内藤理事長や他の幹部に見てもらいました．

何を言われるか内心ドキドキしましたが，皆さん「いいんじゃない」とおっしゃってくださって….印刷して患者さまに配ることになったのです．いったい何部ぐらい作ったのでしょうか？　今でも新規の患者さまに配り続けているので数は把握できませんが，かなりの方にお配りしています．

患者さまを対象に行っているアンケートの結果を見ると，「子どもたちのことを考えてくれてうれしい」などといった言葉をいただくことがあるので，このリーフレットの効果もあって私たちの考えが患者さまにも浸透しつつあるなと実感しています．

リーフレットと言えば，親御さん向けに小さなお子さんの抱っこの仕方のコツを教えるものも作りました．耳鼻科はみみ・はな・のど，と細かなところまで器具を使用し診察をさせていただきます．そこでお子さんが動かれてしまうと大変危険なため，親御さんにもお子さんが動かないようにご協力をいただく必要があります．

以前は，絵を見せながら，口頭で抱っこ 図5 の仕方の説明をしていたのですが，お子さんがいらっしゃるとお子さんに気を取られてしまいしっかりご理解がいただけなかったり，いざ診察室に入ると忘れてしまったり…うまく抱っこができないために，ドクターも診察がしにくく，そのため診療に時間がかかってしまい親御さんもお子さんもストレスになってしまっているな…と感じることがありました．

そこで，リーフレットを作成し，お渡しした上で説明することで，待ち時間の落ち着いた時に再度振り返って見ていただけるのでしっかりご理解いた

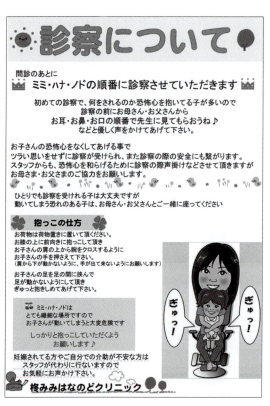

図5 診察(抱っこ)について

だけるのではないかと考えました．また，抱っこの仕方だけではなく，診療の流れについてと，なぜ動かないように抱っこする必要性があるのか，という文章も入れることにしました．

初めてのお子さんだと，今日は何するの？　と不安そうに聞いてくることがあり，みみ・はな・のどの順番にみさせてね，とお話しすることがあったので，そういった診療の流れを事前に提示することでお子さんはもちろん親御さんも安心するのではないかと考えたからです．

大切なことは口頭でも説明しますが，全てを長々と説明してもスタッフは大変ですし，いろいろと説明された患者さんも覚えていることができないと思います．そういったところをカバーし，後からも振り返ることができるリーフレットを作成するというのは，患者さまにとってもスタッフにとっても便利で理解しやすいものだと思います．

内藤理事長はこうしたアイデアを歓迎してくれて，否定をせずどんどんやらせてくれるので，私たちもアイデアの出しがいがあります．これからも，「これやってみるといいんじゃない」と思うものは，遠慮なく形にしていきたいと思います．

人を育てる充実感

　私がリーダーになりたての頃は，思うように仕事を覚えてくれない後輩たちに，イライラさせられっぱなしでしたが，それはもう随分と昔の話．今思うと，そんなことでイライラしていた自分が恥ずかしいと思えるほどです．

　なぜそんなにもイライラしていたのか？　その理由を自分なりに考えてみると，いきなりリーダーを任せられ，私自身に余裕がなく，経験も知識もない新人スタッフにどうやって接したらいいか，分からなかったからではないかと思います．

　それではダメだと自分なりに工夫を重ね，コミュニケーションが深まるとともに，後輩たちとの関係性もガラッと変わっていきました．入りたての頃はまったく仕事のできなかった後輩たちが，少しずつやることを覚え，私が手助けをしなくても仕事ができるようになるのを見るのが楽しくなっていったのです．

　それからうれしいことに，若い子たちがみんな「リーダーやサブリーダーになりたい！」と手を挙げてくれるようになったのです（※柊クリニックグループではリーダーなどへの昇格は基本立候補制．もちろん昇格試験はあります）．若いうちは，責任ある仕事に就くのは，普通は嫌がりますよね？

　そこそこの仕事をして，そこそこのお給料をもらえれば十分という人がいたって全然おかしくありません．むしろそちらの方が普通の感情ではないかと思います．

　でも，後輩たちは少しでも上を目指そうと思ってくれているのが，とてもうれしいです．私のやって来たことは間違ってなかったんだと思わせてくれます．少しは私の背中を見て，何か感じてくれたのかなって…．

　よく「立場が人を作る」と言いますが，確かにその通り．私にもぴったり当てはまります．人を育てることが，こんなにも楽しいものだとは，リー

ダーになった頃は思ってもみませんでした．こんな風に感じることができるのは私自身もリーダーとして成長できた証しですね．このクリニックに入った頃の楽しさとは種類が違いますが，改めて楽しい職場だと思えるようになりました．

9 リーダーとは何か？

理想のリーダー像

　柊クリニックグループではリーダーになると手渡される「柊の理想のリーダー像」のテキストの最初のページにはこのように書いてあります．

▶ 1. リーダーとリーダーシップ

　意味あるリーダーシップとは，組織の使命を考え抜き，それを目に見えるかたちで確立することである．

　リーダーとは，目標を定め，優先順位を決め，基準を定め，それを維持する者である．

　根本的な一つの資質が必要である．それは人としての「真摯さ」である．一流の仕事を要求し，自らにも要求する．何が正しいかだけを考え，誰が正しいかを考えない．自ら知的な能力を持っているが，真摯さよりも知的な能力を評価したりはしない．

▶ 2. リーダーに必要なもの

（医療人としての意志の強さ）

1. どれほど困難であっても，長期にわたって最高の実績を生み出すために必要なことはすべて行う固い意志を示す．
2. 結果が悪かったとき，窓の外ではなく鏡をみて，責任は自分にあると考える．他人や外部要因や運の悪さのためだとは考えない．

（個人としての謙虚さ）

1. おどろくほど謙虚で，世間の追従を避けようとし，決して自慢しない．
2. 野心は自分個人にではなく，クリニックに向ける．次の世代に一層の成功を収められるように後継者を選ぶ．

3. 鏡ではなく窓をみて，他の人たち，外部要因，幸運がクリニックの成功をもたらした要因だと考える．

4. 静かな決意を秘めて行動する．魅力的なカリスマ性によってではなく，主に高い基準によって組織を活気づかせる．

（上記は P.F. ドラッカーやジム・コリンズの本，ドラッカー塾のテキストを参考にスタッフの意見も取り入れて作成しました．）

私たち『柊クリニックグループ』のリーダーはこのテキストを基にリーダーとしての役割を果たすよう努めています．

あなたにとって理想のリーダー像とは何ですか？

こんな質問をされたら，私ならこう答えると思います．

「言葉ではなく態度で下の立場の人間を引っ張っていける人」.

身近な存在で言えば，私がこのクリニックでお世話になった頃から医療事務部門のトップを務めている教育マネージャーの後藤のり子さんこそ，言葉より態度で引っ張るタイプだと思います．

彼女の仕事ぶりをひと言で言い表すと「真面目」．働き始めてから今日に至るまで，私はずっと後藤さんが仕事をする様子を見てきていますが，本当に誰よりも真摯な態度で仕事をされていると思います．後藤さんはまさに「背中を見せる」そんなリーダーです．どんなに忙しい時でも愚痴などをこぼすことなく黙々と仕事をこなす姿に「仕事とはこういうものだよ」と教えられたような気がします．

私はどちらかと言うと，物事を適当に済ませてしまうタイプの性格をしています．だからこそ，真面目にコツコツと仕事をこなす後藤さんは，お手本にするべき先輩です．真似をできるところは積極的に取り入れて，将来は私も後輩たちから「お手本にしたい」と思われるようなリーダーになりたいと思います．

新卒の育て方，教わり方

クリニックがグループ展開をするようになった 2015 年頃から採用の方針が変わり，医療事務のスタッフは大学や短大，専門学校を卒業したての新卒者が一気に増えていきました．私は否応なくリーダーを任され，はからずも彼女たちを指導する立場となりましたが，いまだにどうやって一人前に育てようか，あれこれと試行錯誤を繰り返している段階です．

「新卒の育て方」などと偉そうなことを言える立場ではありませんが，いろいろと経験をする中で，「こうしたほうがよい」というものが，ある程度見えてくるようになりました．

どんな仕事でも，必ずそれをやる意味があると私は思っています．ですから，**後輩スタッフに仕事をお願いする場合は，単に「これをやっておいて」と言うのではなく，必ずその仕事をやる理由を説明するようにしています**．

例えば，「この仕事をやってもらうのは，患者さまの待ち時間を減らすためです」といった感じ．またそれだけでなく，「待ち時間が短くなると，患者さまは受診しやすくなるよね．そうすると継続して治療をしっかり受けられるようになり，患者さまの健康を守ることに繋がるんじゃないかな」とそれを行うことで生まれる患者さんの笑顔が想像できるような伝え方をしています．

意味を理解して仕事をしているのといないのとでは，最終的な結果は必ず違ったものになるはず．意味を理解し，納得した上で行ったほうが，絶対によい結果が生まれると私は信じています．また患者さまの笑顔を想像すると，その仕事に対するモチベーションが違ってきますよね．

私は言うべきことは，はっきりと言うタイプ．言いたいことが喉まで出かかっているのに，言わずにモヤモヤしているのが苦手なんです．だから，仕事をしていく上で必要だと思えば，注意もします．時には厳しい言い方になることもあるでしょうね．

ただ，そういう時ほど，注意をして終わるというようなことはしていないつもりです．**「こういったところは良いところだからそこを活かして改善できるようにしていこうね」といった感じで，注意だけでなく必ず，努力をしている点や良いところを伝え，否定だけでなく認めてあげるよう心がけて**

います.

たくさんのスタッフを教育しわかったこと

　私はこれまでに何人もの新人スタッフに関わってきました. 彼女たちと接していて私が感じたのは, みんな自分に自信が持てずにいるということ. それはそうですよね. 右も左も分からないのは当然です. 私だって新人時代を思い返すと, 仕事そのものや職場の雰囲気に慣れるまで, 結構時間がかかりました.

　「彼女たちに自信を植え付けるには何をしたらいいだろう？」

　いろいろと考えた末に思い付き実践したのは, みんなのいいところをノートに書き出すという取り組み. 先にも紹介した通り, いいところを見つけて, それを伸ばすようにと心がけました.

　その発展形としてある時実践したのが, 皆で集まってお互いのいいところを発表し合う, という取り組みでした. とあるリーダー研修を受講した時に行ったワークショップからヒントを得てやってみたのですが, とても思い出深いです.

　どうして思い出深いのかというと, 皆で大号泣をしたからです.

　「明るく元気にあいさつをするので職場の雰囲気がよくなります」

　「与えられた仕事はミスなく丁寧にしてくれるので助かっています」

　「患者さまに対して, いつも笑顔で応対しているのは素晴らしいと思います」

　皆で輪になって褒め合っているうちに, 感極まってしまって….

　1人が涙を見せたら, つられるように2人, 3人と泣き出して, 気が付いたら皆で号泣をしていました.

　「周りの仲間が自分のことをこんなにも見てくれている」という喜びが感動につながったのでしょうね. 面と向かって言うのは照れくさいけど, やっぱり褒められたら誰でもうれしいですよね.

　これを行った目的は自信をつけるというのも1つですが, ほかに大きな目的が2つありました.

　1つ目が, 自分の長所を知ること. 自分の長所を知ってさらに伸ばす努力

84

をすることが大切だからです．もちろん短所を克服することも大切ですが，長所を伸ばした方が，成長が大きく，本人もやりがいを感じイキイキと仕事をすることができます．得意なことは得意な人が行った方がその人にとっても患者さんにとっても有意義なものになると思います．

2つ目が，周りのスタッフの良いところを知ること．そしてそこから学ぶことです．私は先輩後輩関係なく，周りのスタッフに尊敬・尊重の気持ちを持つことが大切だと思っています．相手の良いところを見て気づくことで，相手に対する尊敬の気持ちが生まれるから．互いにその気持ちを持つことで信頼関係を築くことができるのだと思います．また他のスタッフの良いところは，何よりも身近なお手本なのでどんどん活かすべきですよね．

互いに尊敬・尊重の気持ちを持つこと，それを信頼関係と言うのではないでしょうか．この後，皆の結束力はより固まったと思います．それまでは自信なさげに仕事をしていた後輩が，心なしか堂々と仕事をしているように見えました．

よい職場環境を作るには，まずはスタッフ同士が信頼関係を築くことが大切だということを，身をもって実感することができました．

リーダーの本当の仕事・役割

『柊クリニックグループ』という大好きな職場で，大好きな子どもたちと関わる仕事をしている私は，とても幸せ者です．この幸せという気持ちを，一緒に働いている後輩たちにも持ってもらいたいと思っています．

社会人になると，1日の大半を職場で過ごすことになりますが，その時間を生活のためと仕方なくこなしているだけと，仕事にやりがいを感じ楽しく行っているのと，どちらの人生がその方にとって幸せだと思いますか？

それは後者ですよね．せっかく『柊クリニックグループ』に入職して一緒に働くことができることになったスタッフには，仕事を通してやりがいや楽しさを感じてほしいと思っています．

『柊クリニックグループ』ではリーダーが行う重要な仕事・役割が3つあります．

1つ目は「次期リーダーを育成すること」.
2つ目は「使命の下にスタッフを導くこと」.
3つ目は「スタッフが働きやすいよう奉仕をすること」.

この3つはリーダーに任命された時に内藤理事長から厳命されます. そのために**私がリーダーとしてやらなければならないのは,皆に「働くのが楽しくて幸せ」と思ってもらえるような職場環境を創ること**. とくに新卒の子たちは,仕事に関してまっさらな状態で入ってくるので,「仕事とはこういうもの」という価値観を植え付ける重大な役割があると思っています.

そうやって思ってもらうためには,まずは私自身が仕事を楽しまないといけません. 私が嫌々仕事をしていたら,後輩たちはおそらく敏感に察知して,職場の雰囲気は悪くなってしまうでしょう.

その仕事ぶりを後輩たちに見られているということをしっかり意識して,リーダーらしくしっかり振る舞っていきたいと思います.

そうしてスタッフを使命の下に導き,次期リーダーを育成しようと思っています.

10 クリニックスタッフに限界はない

スタッフの成長が組織の成長につながる

　最近では採用の面接も担当させていただくようになりました．例えば，他の病院での勤務経験が豊富で入ったその日から即戦力として働いてくれそうな能力の高い方と，医療事務の経験はもちろん知識もまったくない方が面接に来たとします．あなたなら，どちらの方を採用しますか？

　おそらくほとんどの方が「経験のある即戦力の人」を選ぶのではないでしょうか．人手が足りないため募集をしているわけですから，すぐに力になってくれる人のほうが助かるに決まっています．あれこれ指導する手間も省けますし….

　でも私の場合，合否のポイントは少し違っています．

　採用にあたって大切にしているのは「子どもたちの未来のために世界で一番ハッピーなクリニックを創る！」という『柊クリニックグループ』の使命に共感してもらえているかどうかという点．

　例え能力が高くてもこの使命に共感できない人は採用することができません．同じ方向を向ける人ではないと，働き出してから誤解が生まれやすくなってしまうからです．

　そうなってしまっては，採用した私たちも，採用された人も，お互いに不幸になるだけ．それであれば，経験や知識はなくても使命に共感できる人を採用したいと考えています．私たちが取り組んでいる世界で一番ハッピーなクリニック創りを面白いと感じ，「私もその一員になりたい！」という気持ちこそが大切．その気持ちさえあれば，経験や知識がなくたって成長しようと努力してくれるはずだと信じています．

　方向性が同じで常に前向きな気持ちで成長を志向するスタッフが集まれば，自ずとクリニック全体が組織としても成長していくのではないでしょうか．

現在，私たち『柊クリニックグループ』は，大府の本院，大高駅前院，有松駅前院，名古屋駅前院，金山駅前院の合計5つのグループ院に成長しました．内藤理事長のことなので，これで終わりということはないでしょう．いつまた急に「どこそこに分院を出すから」とおっしゃるに違いありません．

新しく分院をつくるとなると，私たちスタッフももちろん影響を受けることになります．日常業務をこなしつつ，新しい分院の仕事をしなければならなくなるため，スタッフ一人一人の負担は増すことになるでしょう．

でも，その時こそが実は成長するチャンス．「負担が増えた」とマイナスな視点で捉えるのではなく，「成長するチャンスをもらった」と思って取り組むことができるよう，スタッフの皆に伝えていきたいと思います．

大切なのはスタッフの業務領域を広げていくこと

リーダーと後輩スタッフが月に1回，1対1で業務のことについて話し合う「ワン・オン・ワン・ミーティング」を行っているという話を8章で紹介しましたが，いろいろな話をしたおかげで，後輩たちの性格も把握できるようになりました．それで気付いたのが，うちのスタッフには真面目で努力家が多いということ．

大学や専門学校で医療事務以外の勉強をしていたので，医療事務についてまったくちんぷんかんぷんという子も少なくありませんが，皆勉強熱心で，仕事を教えていてその吸収力の高さには驚かされているほどです．

少しずついろいろなことを経験させることで，スタッフの業務領域をいかに広げていくかが大切になってきます．そうした考えのもと行っているのが「チープロ」 図1 です．

チープロは「チームプロジェクト」の略称で，簡単にいうと，各部署や各分院でチームを作って，テーマを決めて，そのテーマに沿っていろいろな作業を半年ほどかけて行っていくという取り組みです．

ただ行って終了ということではなく，必ずみんなの前で成果を発表するのがポイント．パワーポイントを使って本格的にプレゼンをします．

例えば，あるチームが「接遇マニュアルを作る」というテーマにした場合，チーム内でどんなことを話し合って，どのように取り組んでいったの

88

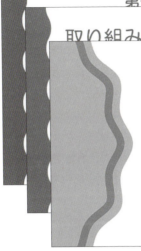

図1 チームプロジェクト（チープロ）プレゼン資料

か．その過程とともに最終的に完成したものを発表してもらうようにしています．

　分かりやすく発表するためにいろいろと工夫をすることが，患者さまへの対応などにも活かされているようですし，何よりチームで何か1つのことを成し遂げることで，一体感が高まります．

　一般業務をしながらチープロの作業も進めなければならないので，時間の使い方なども上手になります．個人の資質をアップさせるためには，とても効果のある取り組みではないでしょうか．

　ただここで気を付けてあげなければいけないのが，根を詰め込み過ぎないようにすること．真面目な子が多いだけに，あれもこれも一生懸命やろうとして，逆にいっぱいいっぱいになってしまうケースがあるのです．

　こうなってしまうと通常業務でミスが起こりやすくなり，患者さまにとってもマイナスになってしまいます．仕事を楽しみながら，徐々にできる仕事の量と質を増やしていくのが理想です．

　リーダーという立場になって後輩たちを指導している上，こうして本まで書いていますが，私だってこのクリニックに入った頃は，右も左も分からな

い一番の下っ端でした．優しい先輩方に仕事の基礎を教わり，そこに自分なりの工夫を加えて，できることを増やしていったのです．

　決して私の真似をしてほしいというわけではありませんが，後輩たちには焦らず，でも確実に，できる仕事を増やしていってもらいたいと思います．

新しく与えられた役割

　『柊クリニックグループ』に入った経緯から，リーダーとして後輩たちを指導するに至るまで，私が経験してきたことをあれこれと書いてきましたが，いまだに私なんかが人の上に立ってマネジメントをしているなんて信じられません．

　若い頃はどちらかというと，自分のスキルアップさえできれば，それでいいという考えでしたから…．本当に自分でもよくここまで成長できたなと思います．

　ただし，私1人の力で成長できたとは思っていません．理事長や各分院長，先輩方，後輩など，周囲の方々の支えがあってこそのことだと思っています．中でも大きかったのは，同期の存在．実は，このクリニックに私と同じタイミングで入ったメディカル・アシスタント（看護助手）のスタッフがいるのですが，彼女なしに私の今はないと思っています．

　彼女とは年も近く，同期のよしみで仲良くなりました．実はその頃，彼女のいる診察室のスタッフと私たち医療事務のスタッフは，必ずしも良好な関係ではなかったのです．力関係で言うと，看護師のほうが強く，なにかあると医療事務は我慢を強いられることが多かったように思います．私は直接言われたことはありませんが，看護師に嫌みを言われる医療事務の先輩もいらっしゃったようです．

　仕事の面でもどうしても医療事務が割を食う場面も少なからずあり，医療事務チームの中には診察室スタッフに対し不満を持っている人もいたのは事実です．

　こうした状況をなんとかしないと，クリニック全体のためにもよくないと思うなか，私と同じようなタイミングで彼女が診察室リーダーとなりました．

90

そこで今までのやり方を変え，どうすることが患者さまにとって，スタッフにとって，そしてクリニックにとって1番良いのかを，それぞれの立場でいろいろと意見をぶつけ合いました．

やっぱり意見を言い合うことって大切ですよね．彼女と話をしているうちに，受付は受付で，診察室は診察室で，それぞれ抱えている問題があることが，分かったのです．

「その問題については，こうしたほうがクリニック全体のためになるよね」といった感じで立場が違うからこそ出せる意見をお互いに出しているうちに，それぞれの問題も改善することができました．

それからは医療事務と診察室の関係が良好になり，お互いに自由に意見が言い合える仲になりました．今では診察室のスタッフリーダーと「ワン・オン・ワン・ミーティング」を行い，どうしたらクリニック全体をもっと良くできるのかを話し合っています．

もうお一方，第1章で後藤さんも述べていますが，藤原ENTクリニックで医療事務員として長く働かれ，功績を残された木村結花さんという方が講師として定期的に来てくださったのです．その方との出会いも大きかったですね．仕事に対する意識がガラッと変わりました．

木村さんが講演に来る時は単に話をされに来るだけではなかったのです．少し早めにやって来て，さりげなく私たちスタッフの動きを見てくれて….私が患者さまのために実践している，誰も気に留めないようなことにも気付いてくださって「それすごくいい取り組みだと思う」などと褒めてくださったんです．

すごく些細なことなんですが，「一声かけてもらえることが，こんなにもうれしいことなんだ」と気付かせてもらえました．ちゃんと人のことを見ることって，大事なことなんだと．

以前は私の担当する医療事務のことだけを考えていましたが，こうした経験を通じて，かなり視野が広くなりました．クリニック全体のことを見渡し，どうしたらよくなるかを考えることが，私に与えられた新たな役割ではないかと，勝手に考えています．他の部署だからと遠慮せずに，これからも気が付いたことがあれば，どんどん意見を言っていくつもりなので，理事長，各分院長はじめスタッフの皆さんは覚悟しておいてくださいね（笑）．

クリニックスタッフの未来

楽しく働けて，しかも自分自身の成長が実感できて…．私は本当にこのクリニックで働くことができて幸せです．理事長が「いいよ」と言ってくだされば，できればここでずっと働きたいと思っています．他のクリニックで仕事をしている姿は全く想像ができません．きっと苦労するのではないでしょうか．

私がこのクリニックで学んだのは，仕事とは自分自身を成長させるものだということ．仕事を続ける限りは，日々の努力を怠らず，成長し続けていきたいと思います．『柊クリニックグループ』は自分自身を成長させるためには，ぴったりの職場．いつか「世界で一番ハッピー」と患者さまはもちろん，働いているスタッフみんながそう感じることができる『夢のクリニック』にしたいと思います．

モチベーション Up & Keep のコツ
～永延梨沙編～

対人援助職（人とかかわり，援助する仕事）である医療事務にとって，自己管理は大切なお仕事の一部！ 沢山の方にいつも感じよく接することができるように，「じぶんケア」も工夫しています！

甥っ子との時間が日々の楽しみ
癒されたり元気をもらったり，子供への接し方も学ばせてもらってます

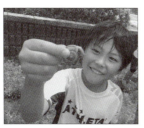

顔を見るのが毎日楽しみ♡子供の流行を教えてもらったり，仕事に生かせることが沢山．逆に，子供への接し方などで仕事で学んだことを生かせることも沢山あります！

楽しくて勉強にもなります
リフレッシュにも刺激にも！モチベーションがあがる場所

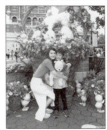

大好きなディズニーランド．キャストの方が楽しそうに働いている姿やゲストの笑顔を見ていると，私ももっと頑張りたい！とモチベーションが上がります．

目に入ると癒されます
かわいい文房具は自分もうれしくて子供も喜びます

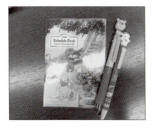

好きな動物の文具を仕事中も使用．子どもたちも喜ぶといいなという思いで胸元に可愛いペンを指しています．ノートも可愛いものを．自分の気持ちも上がります♡

同僚とのプライベートな時間
仕事のことを１番理解してくれる相手との時間はとても大切

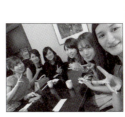
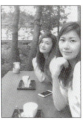

悩んだ時やモチベーションが下がった時，仲間と話すことで前向きになれます．同じ目標に向かって一緒に頑張れる相手がいるのは，私にとってとても大きなことです．

93

第 **3** 章
Q & A

11 Q&A

おしえて！ 後藤さん，永延さん
こんなとき，どうする？

　患者さまへの対応や後輩への指導法など，「なかなか思い通りにいかない」と悩みを抱える医療事務職員さんも多いのでは．ピンチを迎えた時，後藤さんと永延さんはどうやって切り抜けているのでしょうか？　そんな疑問を2人にぶつけてみました．

Q1　なぜあえて忙しいところで長く働こうと思ったのですか？

後藤：私はオープニングスタッフとして入職したので，「あえて忙しいところを選んだ」という意識はありませんでした．ただ，忙しい中で患者さまと接したり，仕事をこなしたりする事は，時間的に余裕がある環境で行うよりもスキルが必要であり，**自己成長に繋がると思います**．忙しい中で，少しでも患者さまをお待たせしないようにするためにどうしたら良いのか，自分が抱えている仕事をどう行っていくのかなど，自発的にいろいろと考えて行動できるようにもなります．

　長く働いている事についても，「長く働こう」と特別に意識していた訳ではありません．ただ，当グループでは，コア・バリュー（価値基準）に「現状に満足せず，常にイノベーションを心がけます」という言葉を掲げている通り，新しいものを常に取り入れ，成長できる環境が整っています．そのため，長く勤務していても気が緩む事なく，新鮮な気持ちで仕事と向き合い続けることができ，結果として長く働く事ができているのだと思います．

永延：確かに忙しい環境というのは大変なこともありますが，忙しいということはそれだけ患者さまが来院してくださり，クリニックのことを支持してくださっているということ．私はそれをとても誇りに思っています．

　また，忙しいと常にどのようにすれば患者さま，スタッフにとって1番良いのかを考え，行動しないと上手くいかなくなってしまいます．

　しかしそれこそが，成長につながることだと思います．

　<u>**忙しいということは，患者さまから支持されていて，それに応えるためにも自己成長が必要**</u>で，日々スタッフ同士で切磋琢磨できる環境．

　そこに私は誇りと魅力を感じているので，長く続けられているのだと思います．

Q2　リーダーなどの責任を任されるのは私は苦手なのですが，どうして引き受けようと思ったのですか？

　私自身，責任を任されるのは苦手でしたが，リーダーという役職に関わらず，仕事には何らかの責任が必ず伴うと思います．

　責任が伴うからこそ良い結果に繋がったり，また，リーダーにしかできない経験もあり，それは<u>**自己研鑽のチャンスになる**</u>と考え，引き受けようと思いました．

　患者さまのためにも後輩を育成しないといけないということ．

　より自分が成長するために．という2つが私がリーダーになろうと思った理由です．

　私自身も，学生時代などリーダーというものになったことがなかったですし，最初はスタッフ育成にも全く興味がなく，自分自身が患者さまにどれだけのことができるか，というのを重視していました．

しかし，それでは一部の患者さまにしか貢献できず，**スタッフを育成することでより多くの患者さまに貢献できるの**ではないかと考えを改めたことが大きなきっかけでした．

　確かに責任ある仕事ですが，それ以上にリーダーにはリーダーしか味わえない喜びややりがいが沢山あります．

　日々スタッフに支えてもらいながらリーダーという立場でいられて本当に幸せなことだなと感じることができているので，リーダーという仕事を受けて本当に良かったと思います．

Q3 私が働いている病院の院長は，患者さまにもスタッフにも横柄で尊敬ができません．そういった苦手な上司にはどのように対応すればよいでしょうか？

　少しでも苦手意識を持ってしまうと，その人の全てを嫌になってしまう可能性もあるので，**何でも良いので，その人の良いところ，尊敬できるところを探してみる**ようにします（例えば，処置が上手・指先がキレイとか，何でも良いと思います）．

　良いところが見つかると，対応する時にも嫌な気持ちが少なくなると思います．あとは，たとえ「苦手だなぁ」いう感情が湧いてしまっても，笑顔で接するように心がけると良いと思います．

　ただし，患者さまにも横柄というのは問題かと思いますので，できる限り，スタッフがフォローしていく必要があると思います．

　もしかしたら，院長先生もいろいろと抱え込んでしまっているのかもしれないですね．まずは**良好なコミュニケーションを院長・スタッフ間で取る**ことが大切だと思います．でも，院長がそんな態度だから…と思うかもしれませんが，人に変わってもらうには，まず自分が変わる必要があると思います．

　きっとその上司にもいいところがあると思います．そういったところを見つけ伝えること．また何か伝えたい時・お願いしたい時

は，相手にどのように伝えると納得してもらえるかを考えて伝えること．相手が気持ちよく仕事ができるように，行動することが大切だと思います．そうすることで自然と相手もあなたが気持ちよく仕事ができるように行動してくれるようになると思います．

部下が上司を変える，というのは難しく感じるかもしれませんが，私自身部下に変えてもらったなと感じていますし，部下の影響力はとても大きいです．

自分自身も，周りのスタッフも，気持ちよく働けるように，まずは自分から行動を起こしてみてください．

Q4 普段，医療事務員同士で何かコミュニケーション（食事会など）は取られていますか？

各部署ごと，もしくは部署に関係なく，**仕事とは別に食事会などを行う事**もありますし，当グループに導入されている「バディ・システム」でもコミュニケーションを取ることができます．

これは，**スタッフを2人1組のペアにし，仕事について考えている事や不安，困っている事などを，定期的にその2人で相談し合ったり，話し合ったりする**システムです．好きなお店で食事を取りながら話し合っても良く，グループ法人が費用を定額負担してくれています．バディのペアは部署や役職，勤続年数に関係なく組まれ，一定期間ごとにペアが変わっていくので，いろいろな人とコミュニケーションを取ることができています．

当グループではチープロといって，部署ごとにチームを作ってプロジェクトを実施する取り組みがあります．半年に1回その取り組みに対して評価され，順位に応じて食事代としてグループ法人から賞金が出ます．

ですので，**定期的に必ず部署ごとで食事を取りながらコミュニケーションが取れる場が法人から提供**されます．

それ以外にも，他の受付リーダーや診察部門のリーダーと定期的に集まりコミュニケーションをとり，意見の交換をするように心がけています．

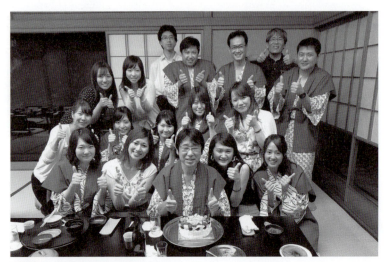

図1　長島温泉での幹部合宿1

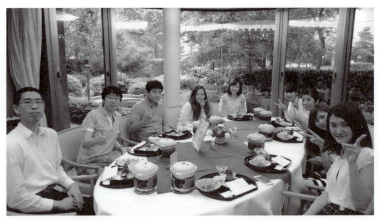

図2　長島温泉での幹部合宿2

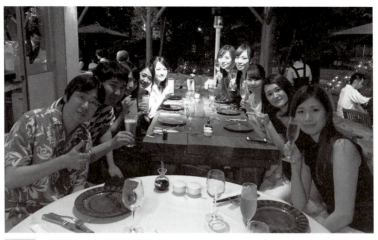

図3　軽井沢での幹部合宿風景

Q5　覚えの悪い部下や後輩にはどのように指導していますか？

　何度も繰り返し指導したり，添削するなど，できるようになるまで指導します．
　これは私の個人的な意見ですが，分からない事はどんな簡単な事でも，何度でも良いから理解できるまで聞いて欲しいと思っています．前にも聞いた事だからと遠慮して聞かずに，分からないけれど適当に済ませてしまったりすると，間違ったやり方を覚える事になり，またそれを他の誰かに伝えてしまう恐れもあります．そういった事をなくすためにも，**分からない事があったらどんな簡単な事でも質問しやすい環境を作って指導にあたる**ようにしています．

　全ての方に同じように教えるのではなく，その方にあわせたスピード，教え方で指導をしています．
　覚えのスピードがゆっくりな方には，いろいろなことを教えるのではなく，そのスペシャリストになってもらえるように１つのことに集中してまず仕事を行ってもらいます．

11　Q&A

101

また，スタッフ1人1人の長所を活かせるように仕事を振り分けます．
　ただ注意して欲しいのが，他の方より進みがゆっくりになってしまうので，本人がそのことを気にする場合があるので，しっかりと本人に話をすることが大切です．
　あなたは笑顔がとても素敵で，患者さまに安心感を与えることができるから，まずは受付の仕事に集中して，患者さまに貢献して欲しい．忙しい時期はあなたの力が受付業務に必要．患者さまが落ち着いた時期に新たなことを教えていこうと思うなど，なぜこれを任せているのか，次のステップはいつ頃を予定しているのか，としっかりと伝えることで不安を与えることなく，自信を持って今行っている仕事に取り組んでくれます．
　全てのスタッフが同じスピードで同じ手順で，同じことができることはないですし，その必要は全くないと思います．
　スタッフ1人1人の個性を見ながら，教えられる側も，教える側も，周りのスタッフや患者さまにとって何を教えるのが最善か？を判断をして指導することが大切だと思います．

Q6　人を採用する際に気を付けていることは何かありますか？

　履歴書や採用試験の結果も大切ですが，それ以上に，面接での受け答えから感じられる**人柄を重視**するようにしています．また，仕事に対するやる気や，当グループの使命や理念に対して共感できているかなどを聞き取るようにしています．

　当グループで1番大切にしているのは**使命に共感していただいているかどうか**です．使命はスタッフが目指すところですので，やはり使命に共感いただけない方だと同じ方向を向くことができなくズレが生じ，採用された側もした側も不幸になってしまいます．
　優秀かどうかよりも何よりも大切にしていることです．

Q7 なぜ，使命があると皆がイキイキと働けるのでしょうか？　われわれの病院にも理念はあるのですが，誰もそれを覚えていないし，スタッフ間の雰囲気も悪いのですが….

当グループでも，最初にできたのはコンサルトの方主導の理念と行動指針で，ほとんどのスタッフが覚えていなかったと記憶しています（ただ，これはこれで後の使命創りのベースとなり，大きく役立っています）．そんな中，理事長からの提案で使命を創る事になりました．みんなでアイデアを出し合って作った事もあり，スタッフにとって思い入れのある大切な使命です．**使命の持つ意味を皆が認識して仕事をすれば，仕事に対して前向きな気持ちになれる**のだと思います．そして，その意識が強くなれば，気持ちが付いてきていないスタッフをも巻き込む事ができ，クリニック全体がイキイキとしてくるのではないかと思います．

使命はスタッフ共通の目標であり，目指すところですので，その使命に基づいて何をすべきか？　スタッフ全員が同じ方向を向いて考えることができます．問題が起きた時や，新しく何かを始める時などスタッフ間でいろいろな意見が出たとしても，使命に基づくとどうなのか？　という考え方ができるため最終的に1つになり，協力し合うことができるようになります．

また，使命があることで何をすべきか？　がはっきりしているので，新たな取り組みや，改善などスタッフが自ら考えて行動することができるようになり，それがスタッフがイキイキ働くことができることにつながっているのだと思います．

使命や理念を掲げているだけでは，ただの飾りになってしまうので，何かを話し合うとき，決定するとき，**常に日頃から，使命や理念に基づいて考えるとどうだろうか？　というのを癖にして，スタッフ全員が同じ方向を向けるよう**にしてください．最初から浸透するのは難しいかもしれませんが，根気よく繰り返し意識づけをす

ることが大切です．

Q8 電子カルテの操作方法や入力方法はどこまで教えているのでしょうか？　最近はパソコンの使い方もわからない方が増えて困っています．

　電子カルテの操作方法については，**パソコンの使い方が分からない方でも大丈夫なように，電源の入れ方から順に教え**ていきます．
　当グループには，スタッフが作成した電子カルテ入力方法のマニュアル（p.33, 34）もあるので，マニュアルを使用しながら，最初は先輩スタッフが横について指導にあたります．だいたい1人で入力できるようになったら先輩スタッフは付きませんが，処方箋発行のタイミングなどに，先輩スタッフが入力に間違いがないかを確認し，間違いがあった場合は，診療後に指導するようにしています．

　ある程度のタイピングができれば問題ないかと思います．
　電子カルテのパソコン操作は，エクセルやワードなどの一般的なパソコン使用とはまた別ですので，それぞれのクリニックに合わせた電子カルテの入力マニュアルをしっかり作成すれば，パソコンをあまり触ったことのない方でも使用できるのかなと思います．
　電子カルテのカスタマイズなどは，全員ができる必要性もないので，しっかりと基本のカルテ入力ができ，カルテの操作を理解してから指導するようにしています．

Q 9 柊クリニックグループでは出産後に復帰するスタッフはどれくらいいるのでしょうか？ そのような育休後に復帰する仕組みは整っていますか？

　結婚・出産後に，**引っ越しなどで通勤が困難になるような場合を除いて復帰**されています．産休・育休取得後の勤務については，復帰時期などを相談し，本人に無理のない形で復帰できるようにしています．

　仕事内容についても，休暇取得前と同じ仕事に戻れますので，安心して復帰していただける仕組みが整っています．

　柊クリニックグループでは産休後に復帰するスタッフは 80％ほどです．退職される方は，家庭の都合や遠方への引越しで通勤できないなどの理由がある方ばかりでほとんどの方が復職されます．

　お子さんが小さいうちはパートを希望される方がほとんどで，時間も限られる方が多いですが，やはり経験がある方が少しの時間でも勤務してくださるととても心強いので，通常の採用の時間条件より緩和して迎え入れています．

Q 10 皆さん使命に向かって働いているということですが，有給や休みなどは本当にちゃんと取れているのですか？ やりがいの搾取などでは無いのでしょうか？

　現在，柊クリニックグループは平日の休診日が無いためシフト制ではありますが，**休みはしっかり**取らせていただいています．有給希望も余程の事が無い限りは，希望通り取る事ができます．ただ，組織としての繁忙期や，他のスタッフが体調を崩して休んだ場合は，みんなで協力して助け合うことを心がけています．

当院は**有給消化率は100%**です．もちろん忙しい時期はできるだけ有給を避けていただくようにスタッフにお願いをしていますが，比較的落ち着いている時期には連休を取り，有給を使用するように推奨しています．

　また当院は研修などにも参加する機会が多いですが，それは出勤扱いとなり休みは別にしっかりと支給されます．

　仕事と休みはしっかり区別されており，とても働きやすい環境です．

Q11 私は医療事務は堅実で安定した仕事だと思って病院に入職しました．たしかに安定はあるのですが，何かやる気や希望などが湧くことは一切ありません．私の考え方が間違っているのでしょうか？ それとも働いている病院が悪いのでしょうか？

　やる気や希望というのは，自分の気持ち1つで湧いてくるものだと思います．安定している環境にいると，わざわざ何かに挑戦したり，変化を起こすのが億劫になってしまう事もあるかもしれません．そんな時は，**ぬるま湯から飛び出して**，自分から周りに変化を促して行くと良いかもしれません．

　周りを巻き込む事ができれば，クリニック全体が変わっていくのではないかと思います．

　一通りの仕事ができるようになると，毎日が同じことの繰り返しでこのままでいいのかな？　と疑問に感じてしまう気持ちもよく分かります．

　私自身もそのような時期がありました．しかし，**毎日を同じことの繰り返しにしているのは自分自身**だと思います．一通りの仕事ができるので，特に深く考えずに仕事をしていても日々の業務はこなすことができると思います．

　しかし，そこで患者さまのためにできることは何か？　自己成長をするために何が必要か？　と考えてみると，やらなければいけな

いこと，できることはたくさんあると思います．これはどんな仕事でも，どんな職場でも同じだと思います．

　患者さまのために何ができるか考え，是非行動してみてください．その行動が患者さまの笑顔として返ってくると思います．それは，もっと頑張ろう！　というモチベーションに繋がり，やりがいのある楽しい仕事へとつながっていきます．

職場や上司から与えられるだけではなく，自分自身で考え行動することも，一通りの仕事ができるようになったら，**次のステップアップとしてとても大切**なことだと思います．

Q12　患者さまと接する際に気を付けていることは何かありますか？

　クリニックに来られる患者さまは，何らかの辛い症状や不快な気持ちを抱えていらっしゃいます．また，初めての病院に来られる時には，どんな先生なのか，どんな検査をされるのか不安や緊張で一杯だと思います．受付窓口で患者さまと接する際は，患者さまの表情，顔色，声のトーンなどに注意を払い，患者さまの症状の度合いを確認しながらお話すること，また，**患者さまの気持ちに寄り添って，患者さまの不安を少しでも取り除くことができるように心がけて**います．

　患者さま1人1人に合わせた対応をすること．相手の立場に立って考え行動することです．また，スタッフからしたら毎日していて当たり前なことでも，患者さまからしたら当たり前ではないこと．それを頭に置いて説明，行動をすることを心がけています．

　そして患者さまだけでなく，一緒に働くスタッフにも同じように接するように心がけることが大切だと思います．

　スタッフに対して相手が気持ちよく仕事ができるように接することができなくては，患者さまに十分な接遇を提供することはできないと思うので，日頃から患者さま，スタッフどちらにも心配りを忘

れず，1歩先を考えた行動ができるように心がけています．

Q13　スタッフ間でもめ事が起きた時はどのように対処されていますか？

　まず，それぞれのスタッフと話をして，原因を聞いたり，双方に誤解が生じていないかを確認します．その後，当事者と，リーダー的立場のスタッフを交えて話し合いの機会を作るようにします．
　当グループの場合，直接診察業務に携わっていないエリアマネージャーが勤務しているため，**場合によってはエリアマネージャーにも同席いただき，中立の立場から意見してもらう事**もあります．

　それぞれのスタッフの話をまずしっかりと聞きます．
　1人1人の話を中立の立場で，その場で同調したりせず，聞き役に徹して聞きます．
　大体の場合はコミュニケーション不足による誤解が多いのですが，それぞれのスタッフの話を聞いた後で，間違っている点はしっかりと伝え**誤解がある点は，中立の立場である私がそれぞれのスタッフの誤解を解いていきます．100％の事実を伝える必要はないと思うので，互いがこれからわだかまりなく接することができるように私自身でも，きっとこう言った思いがあって互いに対立してしまったんだろうというプラスの理由を考え伝えるようにしています**．
　誤解を解いてから，必要に応じて当人同士を話し合わせるようにしています．

Q14　仕事に対するモチベーションが上がらない時は，どうしていますか？

　なるべくモチベーションを高く保てるように，自分なりに仕事の目標を定めて計画したり，新しい事に挑戦したりするようにしています．また，みんなからさまざまな意見が上がってくるので，取り

組めそうな案であれば積極的に取り入れ，どうしたらもっと良くなるのかを考えたりするようにしています．

　それでも，どうしてもモチベーションが下がる時もあります．そういった時は，当グループで仕事を始めた頃の気持ちや，患者さまからの「ありがとう」の言葉や笑顔を思い出すようにしています．

　私は，**仕事のやりがいや楽しいことは何か，考え整理する**ことをします．

　マイナスな面に目を向けてしまうと，楽しいこともそちらに目がいかず，マイナスな気持ちばかりに目がいってしまい負の連鎖に陥ってしまいます．

　なので，仕事のやりがい・楽しさなどプラスな面に目を向けることで，やっぱり仕事は楽しいものだなとモチベーションが上がります．

　モチベーションを常に維持するのは難しいかもしれませんが，そういった少しの意識で変わるものだと思います．

　また，スタッフと仕事についていろいろな意見交換をすることはとても大切だと思います．他のスタッフと話すことで，見えていなかった視点が見えたり，いろいろなアイディアが浮かんできたりと，とても刺激になります．

　分かり合える仲間と切磋琢磨していくことが，何よりのモチベーションに繋がると思うので，たくさん意見を交換することをお勧めします．

　あとは，研修に参加したり，読書をしたり，知らない知識を得たり，再確認することは，仕事の可能性を広げてくれたり，もっと仕事を頑張ろうとモチベーションを上げてくれる1つだと思います．

Q15 毎日の業務が忙しく，なかなか指導にあてる時間がありません．どのように指導したらいいでしょうか？

　　スタッフ数が充実している日や，**比較的診察が落ち着いている時に，少しずつ**指導するようにしています．ただ，しっかりと覚えて欲しい事があるのに時間が無い場合は，診療前や診療後に時間を作り指導します．
　　電子カルテの指導については，時間をかけて一気に覚えてもらった方が良いので，当グループの場合は，**比較的忙しさが落ち着く夏頃に集中して指導**するケースが多いです．

　　比較的，余裕がある時間帯があると思います．
　　その時間帯を指導に当てたり，締め作業は他のスタッフに任せたり，それが難しい場合は**毎日15分と決めて診療後に少し残り指導をするなど**時間を作り指導します．
　　毎日の15分でも積み重ねれば大きな時間となりますし，指導に集中することができるのでとても充実した時間になると思います．

Q16 新人さんなどがミスが多く，また「仕事がうまく覚えられない」などと落ち込んでいる時，どのような言葉をかけていますか？

　　まず，「どんな所がうまく覚えられないのかな？」と聞いてみます．
　　私自身がその仕事を覚えた頃を振り返り，どんな風に覚えたかを伝えアドバイスしたり，その仕事について再度指導し一緒にやってみます．
　　その後，少し期間を置いてみて，仕事が覚えられているかどうかの確認も含め，話を聞くようにします．

もちろんダメなことは注意をしますが，注意されてばかりでは嫌になってしまうので，**注意で終わらず，最後にプラスアルファで褒める**ようにしています．例えばミスをしてしまった後輩に対し，患者さまに迷惑をかけてしまうので同じようなミスを起こさないように注意をしつつ，「でもあなたはいつも元気にあいさつができるという長所があるから，そこを活かしつつ苦手が克服できるように頑張ろう」といった感じで声をかけています．注意されていたはずなのに，最後は褒められているという形になるのがポイント．しっかりあなたのことを見ているよ，と**その人の仕事ぶりを承認してあげる**ことが大切だと思います．

Q17 スタッフ同士が愚痴を言い合っているのを聞いてしまった時，どのように対応していますか？

　愚痴の内容にもよりますが，その仕事や課題を行っている意味や目的を，その場で伝えるようにします．

　世の中に完璧なものなんてありません．自分の思い通りにいかなくて，どうしても不平不満を言いたくなるのも分かります．そんな時はまず聞いてあげることが大切．理事長や院長の方針を間違って捉えてしまっている場合も多いからです．こちらから頭ごなしに話してしまうと，かえって聞く耳を持たなくなるので，**まずはとにかく聞き役に徹する**ことが大切です．そうではないと思った時は，言い分を聞いた上で，できるだけかみ砕いてわかりやすく説明するように心がけています．ほとんどの場合，ちょっとしたボタンの掛け違いのようなものなので，きちんと説明をしてあげれば納得をしてもらえます．

Q 18　ドクターや看護師などほかの部門のスタッフと意見が食い違う時は，どのように対応していますか？

　それぞれの部門の意見を確認し，できる限りお互いの意見を尊重できるような解決案を出して行きます．その解決案についてまた意見を求めるという事を繰り返していき，お互いが納得できるように計らっていきます．

　若手の医療事務スタッフだと，ドクターや看護師に遠慮をして，言いたいことが言えないというケースはよくあることです．医療事務のリーダーの私が他部門に物が言えないとクリニック全体がうまく回らないことになってしまうので，**部門の意見はきちんと言う**ようにしています．**ただ，伝え方は，ものすごく考えます**．私から伝えるよりも，他の人から言ってもらったほうが，効果がある場合も少なくないからです．

　こうしたケースで**大切なことは，なんのために意見を言うのか**ということ．患者さまの利益になって，最終的にグループが良くなれば，それが自分たちスタッフにもよい形となって跳ね返ってくるというのがポイント．そこをうまく理解してもらえれば，部門間の意見の食い違いなどは，さほど大きな問題にはならないはずです．

Q 19　患者さまからクレームの電話がかかってきた時，どうしていますか？

　クレームの電話をかけて来られる方は，だいたい怒っていらっしゃるので，まずは冷静になっていただくことが必要だと思います．私ではないスタッフが電話に出た場合は，対応できるところまで話してもらってから私に引き継ぐようにしています．

　まず大切なのは，**「不快な思いをさせたこと」に対してはお詫びをする**こと．

また，患者さまがご納得されなかったりして時間が長くかかりそうな時のポイントは，「確認して，こちらから折り返しかけ直します」と言って，**上手に一旦電話を切る**こと．それで1拍置けるからです．電話口では，こちらから話すのではなく，**極力患者さまに話してもらう**ようにし，心情の理解に努めます．患者さまも，ある程度怒りの感情を伝え切るとスカッとするのでしょう．怒りも鎮まってきます．
　怒りが鎮まったら，代替え案や解決案を冷静にご提案していきます．

　まずは患者さまのお話をしっかりと聞き，患者さまがご立腹されている理由を明確にします．投薬や治療に関しての内容であれば，「ドクターに確認致しますので少々お待ちください」と患者さまに了承を得て，確実にドクターや関連部署に伝えるようにし，**療養上のことは勝手に同意したり，指導を行わない**ようにします．
　スタッフの対応や不備に対しての内容であれば，まずは不快にさせてしまったことへのお詫びをお伝えします．こちらに問題があった場合は今後の対応についてしっかりお話をしてご納得いただけるよう努めます．
　理由があり，そのような対応になったことであれば，なぜそうなのかをご説明し，**できないことはできないとしっかり伝える**ことも大事です．**できる範囲での別の提案**をお伝えするようにします．
　たとえ理不尽なクレームでも，**どんな理由であれ患者さまを不快な思いにさせてしまったことには変わりないので，それに関してはしっかりと謝罪をする**ことがポイントです．ただ謝罪をするだけでは患者さまは納得されないので，謝罪をした上でなぜそうなのかの理由や別の提案，今後の改善を患者さまにお伝えすることも大切です．

Q20 「順番はまだか」「順番を抜かされた」などと受付に怒鳴り込んでくる患者さまへの対応はどうしていますか？

　当グループでも，予約で取られた番号をテーマパークのファストパスのようなものと勘違いして，好きな時間に優先的に診てもらえると思っていらっしゃる患者さまがたまにいらっしゃいます．

　この場合，「説明不足で申し訳ございません」と謝罪した上で，当グループクリニックの受付システムをきちんと説明させていただきます．丁寧に説明をすれば，ほとんどの患者さまが納得してくださいます．

　それでも中には「どうしても納得できない」「分かりづらい」という方もいらっしゃいます．そうした時は，「他の患者さまにも同じルールで診察の順番を待っていただいています」とお伝えし，何度もシステムについてご説明します．

　また，**「こういったご意見を頂いた事を内藤理事長にも伝えておきます」とお伝えするとご納得される方が多くいらっしゃいます**．

　受付スタッフにとって，待ち時間へのクレームは1番多い問題だと思います．

　まずは，「お待たせしてしまい申し訳ございません」と**お待たせしていることについて共感と謝罪を伝え，その後に目安の待ち時間や診察までの人数など数値で情報を提供することが大切**です．どれだけ待てばいいかわからない状態で待たされるよりも，目安でもどれくらいかわかった方が安心して待つことができます．

　順番を抜かされたというクレームも，なぜそうなのか，しっかり伝えるのはもちろんですが，順番を抜かされたのではないか？　という不安にさせてしまったことへの謝罪はしっかりする必要があります．

　しかし，こういった声かけは，クレームになる前に患者さまにお伝えすることが大切です．

患者さまが受付に声をかけてきたときにはすでに長い時間待たせてしまい，患者さまに不安や我慢を強いてしまった結果だと思うので，そうなる前にスタッフが気づき，一言声をお声がけするだけで，クレームへと発展させるのを防ぐことができます．

　なお，柊クリニックグループには「クレーム対応マニュアル」がありますので，これを用いて新規スタッフにクレーム対応の指導を行っています．このマニュアルは内藤理事長の著書『グレートクリニックを創ろう！―ドラッカー理論を経営に活用する本―』（中外医学社刊）に付属していますので，ご参照下さい．

Q21 受付や会計で長話をされる方がいて困っています．そうした方には，どのように応対していますか？

　確かによくいらっしゃいますね．ただ，受付でその日の診療とは関係ないような長話を続けてしまうと他の患者さまをお待たせする事になりますし，こちらの業務も滞ってしまうので，上手に話を切り上げるように心がけています．

　しかし，患者さまを邪険に扱うわけにもいかないのが難しいところ．最初は患者さまのお話をお伺いし，相づちを打つようにしていますが，長くなりそうだと思ったら，私は**話のタイミングを見計らって，「お薬は，当クリニックの隣にも調剤薬局がありますので，もし宜しければご利用くださいね」などと，話題を変える**ようにしています．

　それでも終わらない場合は，「お大事にしてくださいね」と言ってみたり．**気分を害されないように，出入口までお見送りするような感じで切り上げ，お帰りを促し**ています．

　また，最近は電話で症状を伝えてきて「この症状だったら，この検査をしてもらえますか？」「この薬が処方になりますか？」と問い合わせてくる方も増えました．その場合は「受付ではお答えできかねます．お時間のある時に一度受診していただけますでしょ

か」と受診を促すようにしています．

忙しい際などは，お話をゆっくりする事で他の患者さまにご迷惑をおかけしてしまう場合があるので，**こちらがお話をまとめる必要があります．その際は，「たくさんお話を聞かせていただいてありがとうございます．続きはまた後日聞かせてくださいね」など，相手をがっかりさせない表現を選ぶことが大切**です．

それでもお話が続いてしまう場合は，"もっとお話を聞かせていただきたいのですが"という言葉を添えて，お話を切り上げなければいけない理由を伝えます．

否定の表現はせず，患者さまが不安を抱かれないような伝え方をしましょう．

Q22 ドクターはプライドが高い人たちが多いと思います．そちらのグループでは多くのドクターが働いているとのことですが，リーダーとしてどのようにドクター達と接しているのでしょうか？

当グループで働かれているドクターはとてもお人柄の良いドクターばかりで，こちらが恐縮してしまうほど優しく接して下さります．

そのため，特別に注意していることは無いのですが，リーダーとしてドクターに連絡事項を伝えたり，お話しさせていただく時に**気をつけるようにしているのは，お声がけするタイミング**です．急用で無い限りは，診察終了後や診察が落ちついた時を見計らってお声がけしたり，ドクターの邪魔にならない時間帯にお話しするように心がけています．

また，用事のついでに雑談をしたり，質問をしたりする事で，苦手だと思っていたドクターの印象が変わることもあります．

ドクターは，ドクターになるまでも大変な道のりであっただけでなく，ドクターになってからも毎日患者さまを相手に大変なお仕事

をされていらっしゃいます．私はどのドクターにも尊敬の念を抱いているので，ドクターの貴重なお時間をいただく事に感謝する思いを持って接しています．

　当グループはドクターの多様性を大切にしています．しかし，クリニック内で統一が図れていないとドクターによって言われたことが違うと患者さまが混乱してしまうことがあるので，当グループとして統一していただきたいことはマニュアルとして，まず最初にドクターに提示をしています．そこから逸れた場合は，ドクターに伝えマニュアルに従って行っていただくようにお伝えします．マニュアルがあるため，スタッフもドクターへの指摘がしやすいですし，なぜこれがマニュアル化されているのかはスタッフにもドクターにも事前に説明をしているため互いにわだかまりがなく行うことができます．

　またリーダーとしては，スタッフ・ドクター・患者さまの視点から物事を考え，改善すべきところはドクターであってもしっかり伝えるようにしています．

　患者さまやスタッフから出たドクターへの意見は，改善が必要な点はドクターにお話をさせていただきます．ただこの内容は私から伝えるとあまり良くないかなという**診療などについての内容は同じドクターである理事長や院長から伝えていただく**ようにお願いをします．

　スタッフから出たドクターへの意見は，ドクターとのコミュニケーション不足での誤解がほとんどなので，スタッフへそうではないよ，という話とともにコミュニケーションをしっかりとるようアドバイスをします．またドクターにばかり求めるのではなく，スタッフがフォローできるところはスタッフがフォローして患者さまにとってもいい状態が作れるようにと話をします．

　ドクターが診療に集中できるように，スタッフでもできることはスタッフが行うように協力することで，ドクターもスタッフを信頼してくれ，傲慢な態度をとったりすることはなくなるのかなと思い

ます．

　もちろんドクターにも，もっとこうした方がいい・こうしてくれると助かるなど意見はないか定期的にお話を聞くようにし，スタッフ・ドクターが働きやすく，共に信頼・尊重できる関係性が作れるように努めています．

Q23 私もクリニックでリーダーをしていますが，たまにモンスターペーシェントのような方がいて困っています．最初から私が対応できれば良いのですが，そうもいかず，途中から対応を引き継いだ場合，患者さまが無茶をいっているのか，あるいは対応したスタッフに落ち度があったのか判断に困るのでただひたすら謝る場合が多いのですが，どのように対処されていますか？

　リーダー以外のスタッフが患者さまと対応している状況を，同じ空間に居て離れた所から把握できるようなら，患者さまとスタッフのやり取りを最初から注意深く聞き，リーダー的立場の人に対応を切り替えるタイミングを見計らうようにします．

　リーダーが離れた場所にいる場合は，そのような状況が発生したら，他のスタッフがすぐにリーダーに声を掛けるようにしておくと良いかもしれません．モンスターペーシェントのような方は，同じ事を何度も言われたり聞かれたりすると，それによって余計に激昂される可能性もあるので，リーダーはできるだけ最初から状況を把握している方が良いと思います．

　<u>やむを得ず全く状況を把握できていない状態で対応を引き継ぐ場合は，患者さまを待合室から別のお部屋にご案内するなどの方法で時間を稼ぎ，その間に，対応したスタッフからできる限りの情報を聞き出すようにしています</u>．その後は，患者さまとの会話の中で，確認しながら進めていくと良いと思います．

　また，当グループの場合は，そういったケースに対応する場合は必ず2名以上のスタッフで対応するようにしています．あとになっ

て「言った言わない」などの問題に発展するのを防ぐためです．

　できるだけ常に状況を把握できるようにスタッフや患者さまを見渡せるような立場で入れるよう心がけていますが，そうはいかない場合は対応をしたスタッフや周りのスタッフからある程度要点を確認してから対応に入るようにしています．
　どのような場合も**まずは不快な気持ちにさせてしまったことへの謝罪から入り，再度整理しながらお話を伺わせいただきます**．
　人が変わり，再度整理しながらお話をさせてもらうと，患者さまも最初よりも感情の高ぶりが収まる場合が多いので，そこで把握した内容について謝罪や改善をお伝えしたり，患者さまの無茶である場合はなぜそれはできないのかを毅然とした態度でしっかり伝えます．
　その後，スタッフのフォローもしっかりと行うことを大切にしています．

Q24　看護など他の部門との調整はどのように行っているのでしょうか？トップ同士で話し合っているのか，院長なども交えて調整のようなものをされるのでしょうか？

　調整が必要な事柄については，トップ同士の話し合いはもちろん，スタッフの人数が少ない分院であれば，全員（もしくは主要メンバーのみ）で話し合う事もあります．
　そのような話し合いをしても決まらなかったり，調整できない場合は，エリアマネージャーに相談して同席いただいた上で再度話し合ったり，最終的には理事長に指示を仰ぐ事もあります．

　基本トップ同士で話し合い調節を行っています．
　当グループでは診察部門はメディカルアシスタント（看護助手），歯科部門はデンタルアシスタント（歯科助手）がリーダーを行って

いることが多いため，話し合いの内容によっては看護師や歯科衛生士を交えて話し合いを行います．

　場合によっては理事長や院長を交えて話し合うこともありますが，ほとんどがリーダーを中心としたスタッフ同士での話し合いで決定した内容を理事長や院長に報告をし，承諾をいただくという形で当院はいろいろな話し合い・決定が行われています．

Q25 私のクリニックでは2つの派閥のようなグループがあってお互いに対立しています．そちらの組織でも同じようなことはありますか？　そういった対立が起きた場合，どうやって対処されるのでしょうか？

　当グループでは，派閥のようなものはありません．
　仲の良い人達のグループはいくつかあると思いますが，どれにも属していないスタッフもいて，グループ間の対立も存在しません．また，内藤理事長自身「派閥やグループ間の壁ができた時にそれを破壊するのも自分の役目」と常日頃発言しているので，理事長の目の黒いうちは今後も派閥はできないと思います（笑）．
　<u>もし派閥があり対立が起きた場合ですが，「対立」する事に何か有意義な意味があるのかどうかを各自に考えてもらえるように促します</u>．私たちスタッフは，組織の成長・個人の成長のために働いているのであって，派閥を作り対立するために仕事をしているのではありません．派閥間の対立が，組織に何か良い影響を与えるのかどうかを考えてもらいたいと思います．

　派閥ができるというのは，コミュニケーション不足の現れだと思います．
　当グループでは日頃からバディ・システムや，ワン・オン・ワン・ミーティングを行っており，そういったコミュニケーション不足からのスタッフ同士の誤解は生まれないようにしているため，派

閥などは一切ありません．

　もし派閥のような対立が起きた場合は，まずはスタッフの話を中立の立場で聞き，何が問題になっているのかを把握し，コミュニケーション不足な点を中立の立場として入り，意見を交わさせて1つ1つ紐解いていく必要があると思います．

　せっかく同じ職場で働いているもの同士，対立してしまっては働いていても楽しくないですし，クリニックをよりよくするための話し合いも十分にできなくなってしまい，働きやすさや患者さまへも影響してきます．

　時間をかけてでもしっかり解決すべき問題だと思います．

Q 26 受付の締めで，レジのお金とレセコンの金額が合いません．何度計算しても合わなくて，終電間際になってしまいます．どうしたら良いのですか？　また，このようなことが当クリニックでは頻繁に起こるのですが，どうしたら良いのでしょうか？

　複数のスタッフで何度確認してもお金が合わない場合，又，お金が合わない原因も分からない場合は，不足金（レジのお金の方が多い場合は過剰金）として計上し，上司（院長）に報告します．不足金の場合は，レジの釣り銭を追加してもらうなどの対処が必要になりますので，上司にお願いしておきます．

　翌日以降に，会計業務に携わるスタッフ全員でミーティングの時間を設け，レジの打ち間違いや釣り銭の返し間違いを起こさないように対策を話し合ったり，経験の浅いスタッフを指導したり，各スタッフに注意を促すようにします．明らかにレジの打ち間違いが多いスタッフを確認できた場合は，繁忙期であれば一時的にレジから外れてもらい，閑散期にしっかり指導するようにします．

　もしその後も不足金の発生が頻繁に起こるようであれば，スタッフによる盗難も視野に入れて調査を行う必要があると思います．

　一緒に仕事をしている仲間を疑うのは非常に心苦しいですが，不

足金が発生した全ての日にちとレジを担当したスタッフを調べて上司に報告し，調査に協力してもらうようにします．調査すると同時に，できればレジ周辺に監視カメラをつけることも必要になってくると思います．もし，スタッフの盗難が明らかになった場合は，上司（院長）から本人に話してもらい，その後の処遇についても決めてもらうようにします．

　ほとんどの場合，確認不足による会計時のミスだと思います．金銭面のトラブルは，クリニックに直接的に打撃を与え，患者さまにも大きな不信感を抱かせるものとなります．
　しっかりと自覚を持って行うことが大切なので，スタッフとしっかり話し自覚を持たせること．またそれだけではなく，誰が会計をしたかわかるように担当表示されるように設定すること．誰がミスしたのか分からない状態で曖昧にするのではなく，明確にすることでより注意深くなると思います．あまり疑いたくないですが，しっかりレジ打ちはされているのにお金だけが少ない…という場合はスタッフによる盗難，という可能性も否定はできません．ただ，しっかりとお金の管理をしていればスタッフを疑う必要は無くなるので，しっかりとした管理の徹底がまず第一に大切になります．

Q27 繁忙期に「まだですか？　もう◯◯分も待ってるのですが！」とよく尋ねられて，ストレスです．そういった患者さま達にはどのように対応していますか？

　できる限り，患者さまから「まだですか？」と **聞かれる前に，こちらからお声がけする** ように心がけています．非常に混雑しており，受付時点でお待ちいただく事が分かっている場合は，「ただいま非常に混み合っております．ご予約いただいた番号がまだだいぶ先なので，長くお待ちいただく可能性がございます．一旦外出されても大丈夫ですが，いかがなさいますか？」とお伝えし，もし外出

される場合は，ご自分の予約番号までに戻ってきていただくように診察番号の確認の仕方をお伝えします．

　また，受付時にはそれほど混雑していなかったものの，処置や検査が続いたことで待ち時間が発生した場合は，こちらから待合室で待たれている患者さまに「お待たせしておりまして申し訳ございません．検査が続き診察にお時間をいただいております．おおよそ○○〜○○分程でお呼びできるかとは思いますが，このままお待ちいただいても宜しいでしょうか？」とお声がけします．

　待ち時間を伝えることで患者さまにはご安心いただけますが，後で「○○分で呼ばれると言われたのに，まだ呼ばれない」と余計なクレームになってしまう場合もあります．そういったことを防ぐため，「診察が順調に進めば，○○分〜○○分ほどでお呼びできると思われます」，「診察の進み具合にもよるのではっきりとお伝えすることはできかねますが，おおよそ○○分程度かと…」と，診察の進み具合で待ち時間に変動があることを強調してお伝えするようにします．

　スタッフから患者さまにお声がけしようとする場合，待合室で待っていらっしゃる患者さまの様子を観察する必要があり，患者さまのご体調にも気を配ることができるようになります．また，お声がけすることによって，患者さまにも「気にかけていますよ」というメッセージをお伝えることができます．

　そのようにしていても，ご質問のように「まだですか？　もう○○分も待ってるのですが！」と尋ねられた場合は，「診察が混み合っており，お待たせして申し訳ございません．患者さまは○○○番の順番ですね？　現在，○○○番前後の方をご診察中でございますので，おそらく後○○分ほどで診察にお呼びできるかと思います．ただ，診察の進み具合によっては，それよりも早くなったり遅くなる場合もございます．」と**現在の診察状況と，おおよその待ち時間をできるだけお伝えし，ご理解いただけるよう**にします．

待ち時間が出そうな患者さまにはあらかじめ，こちらから目安のお時間をお伝えするようにしています．予約より早くお越しになった方や遅れていらっしゃった方，同じ検査の方がおり，すぐにご案内できない場合，など，事前にこちらからお声がけをすることで患者さまも目安の時間が分かった安心した状態でお待ちいただくことができ，患者さまの不満も減ります．一言お声がけするのを手間に感じるかもしれませんが，それを行うことでクレームも減りスタッフ自身のストレス減へとつながります．

　　また，予約システムがあるのに待ち時間が長く発生する場合は，それがうまく使用できていない現れだと思うので，予約システムの使用について理解いただけるよう繰り返しお伝えすることも大切です．

Q 28 患者さまがいない時についつい雑談をするパートさんがいます．年上で注意しにくいのですが，どうしたら良いのですか？

　　閑散期，待合室に患者さまがいない時に**スタッフの雑談が始まりそうになったら，すぐに何か仕事を任せる**ようにしています．

　　だいたい雑談するスタッフは決まっているので，そのようなスタッフに任せるための仕事リストを作成しておき，雑談を始める前に仕事をお願いすると良いと思います．

　　頼めるような仕事が無ければ，掃除を任せるようにします．

　　椅子の汚れや床の拭き掃除など，閑散期でなければなかなかできない仕事に取り組める良い機会と考えて，雑談する暇が無いくらいにしっかり取り組んでもらうようにしましょう．

　　暇な時ほど起きてしまう問題だと思います．そういった時は，仕事を与えるようにします．

　　忙しい時は必然的に行うことが明確ですが，そうでない時にも行うべきことはたくさんあると思います．それに自ら気づいて行って

くれることが望ましいですが，それを望むだけではなく，何をすべきか提示して，仕事を与えることも，リーダー，先輩の大切な役割だと思います．こういった時には何をすべきか提示し，教えることを繰り返すことで自ら気付き行えるようスタッフは成長していきます．そうすることで，雑談をするという行為が自然となくなっていくと思います．また，暇な時ほど注意喚起をします．気が緩んでしまい，私語だけでなくミスが発生したりするからです．スタッフ全員でそういった意識を持つことも大切だと思います．ただ，それでもどうしても注意をしにくい…といった場合は，<u>院長を通して伝えてもらうと角が立たず，うまく行く場合</u>もあります．

Q 29 最近若い子が入ってきて，上手くコミュニケーションが取れません．会話も弾まず，また，注意してもあまり聞いてもらえていない感じです．どのように接したら良いのですか？

特に意識したりせず，自然に接するようにします．
ただ，仕事の指導や注意をする上で，「人の話を聞く」「メモを取る」というような社会人としての基本ができていないような場合は，時間をかけてしっかり指導するようにします．コミュニケーションについては，一緒に仕事をしている内に，だんだんと取れるようになってくると思います．

良好なコミュニケーションを取るには互いの信頼関係が大切だと思います．相手のことを信頼していなければ，腹を割った話はできないですし，何か言われても心には響かないと思います．相手が信頼できるよう，**相手の話に耳を傾け，良いところに目を向け，いいところを伸ばせるよう導いて**あげる．そうすれば少しずつ信頼関係を築いていくことができると思います．**プラベートでのコミュニケーションを特別に取る必要はない**です．仕事を通してしっかりと信頼関係を築き，コミュニケーションを取ることが大切だと思います．

Q30 年上の方が退職され，院長から急にリーダーに任命されました．消極的な自分はリーダーに向いてないと思うので，気が重いです．リーダーらしくなるにはどうしたら良いのですか？

　リーダーと聞くと，どうしても「強い精神力を持ち，完璧に仕事をこなし，みんなを先導していくカリスマ的存在！」のように考えられがちですが，ドラッカー先生の本を読むと分かるように，**リーダーに必要なのは真摯さ**です．**消極的だったり大人しいといった性格は全く関係ありません**．実際に，私自身もみんなを引っ張っていくような強いリーダーではありません．**私のリーダーとしての役割は，みんなを支えること**だと思っています．一緒に仕事をする仲間が楽しく働けるように，提案してくれたアイデアはできる限り採用し，頑張ろうと思ってもらえる環境を作って行きたいと考えています．

　また，スタッフがそれぞれの得意分野でリーダーとなれたら最強のチームになれると思います．リーダーに向いている向いていないと悩むのでは無く，とにかく真摯な姿勢で仕事に取り組むことが大切だと思います．

　最初から完璧なリーダーなど存在しません．ただ，リーダーになってから，なったからこそ学ぶことはたくさんあります．**学びながら努力し，真摯に仕事を行っている姿を見せれば，部下はついてきてくれ，助けてくれる**と思います．

　ただリーダーが後ろ向きになってしまうと，周りのスタッフも同じように後ろ向きになってしまいます．ですので，リーダーはどうすれば解決できるのか？　と常に前向きになる必要があります．後ろ向きになっていては何事も解決はできないですし，仕事が楽しくなくなってしまいます．自分や周りのスタッフを信じて，前向きな視点で物事を捉えられるように意識をして頑張って欲しいと思います．

Q31 診察終了後にこちらのミスである患者さまに飲んではいけない薬が処方されている事に気付きました．すでに薬局で処方を受けとられて帰られています．この患者さまはいつも受付で気に入らない事があると怒鳴ったりする怖い方です．どのようにご連絡差し上げればよいでしょうか？

　どんな患者さまであろうとも，一刻も早く連絡しなければなりません．
　まず患者さまに電話連絡し，こちらのミスを説明・謝罪し，薬を飲まないようにお伝えするようにします．怒鳴られるかもしれませんが，誠意を持って説明し，今後二度と同じことを起さないように約束するしかありません．
　また同時に，**このようなことが発生した原因を調べ，ミスを起さない仕組みを考え**たり，スタッフで話し合いの時間を設け，今後どのようなことに気をつけていくべきかをスタッフ全員が共有できるようにします．患者さまの怒りが収まらないようであれば，上司に相談し，後日上司と一緒にお詫びにお伺いするなどの対応が必要になる場合もあると思います．

　患者さまの健康に関わることですので，すぐにお電話をし，薬の服用を避けていただくようお伝えをします．その上で**謝罪を行い，ご自宅にお伺いをして直接謝罪したい旨をお伝えし，患者さまのご都合の良いお時間にご自宅にご訪問**します．その際は決して1人ではなく，2名以上でご訪問するようにします．謝罪の菓子折りを持ち，誠意を持って謝罪を行い，今後このようなことがないよう改善のお約束をお伝えします．
　「電話でどうお伝えしよう…」など考えて躊躇してしまうかもしれませんが，患者さまの健康が第一ですので，迅速にお電話をし，ご自宅にお伺いした際に今後の改善などを伝え**しっかりと誠意を持って謝罪する**ことが大切だと思います．

Q 32 現行のオペレーションで問題点があったので，同じ部署のリーダーに業務改善のためそのことを報告しても「今のままの方がみんなが慣れているから変えない方が良い」と取り合ってもらえません．せめて院長には報告したいと思うのですが，リーダーが気を悪くすると思うとなかなかそれもできません．どうしたら良いのでしょうか？

　「今のままの方がみんなが慣れているから変えない方が良い」という考え方が根付いていると，良いアイデアが浮かんでも提案しづらいと思います．

　当グループでは，半年に一度，パートを含め全スタッフがコミュニケーションシートを提出することになっており，そのシートに業務改善案やアイデアを記入し，理事長に伝える事ができるようなシステムを導入しています．

　また，困っていることや辛いこと，考えていることなど何でも記入することができるので，直接リーダーに言えないことや，言っても取り合ってくれなかったことでも理事長に伝えられるのです．良いアイデアは採用されることもあり，意見を伝える良い機会になっています．誰が何を書いたのかは基本的には分からないので，どんなことでも記入できるという利点があります．もしこういった場が無いようであれば，まず上司（院長）にコミュニケーションシートのような「伝える場」の提案をしてみても良いと思います．

　改善点を見つけ，提示できるということは素晴らしいことだと思います．**ただ，一方の視点だと偏りがある場合があるので，最善の方法を話し合うことが大切**だと思います．もしかしたら**リーダーが変えない方が良いと言ったのは，問題点と変えることによって起こりうる障害を比べ，変えない方が良いと判断した可能性**もあります．なぜ改善が必要なのか？　改善が必要ないのであればなぜそうなのか？　を，しっかり再度話し合いをしてみてください．もう一度言うのは…と気が引けてしまうかもしれませんが，本当に改善が

必要なことをそのままにしてしまうと大きな問題に発展する場合もあるので，必要な意見は上司部下関係なくしっかりと伝えるべきです．また改善が必要ない場合も，しっかり話し合い，理由が分かればわだかまりもなくなると思います．

　他にQ28のケースと同様に院長に報告を行い，院長から伝えてもらうのもひとつの方法だと思います．本当に問題があることであれば，院長の協力を得て改善していかなければいけないですし，場合によっては院長から伝えてもらった方が，リーダー自身も納得いく事があります．

　当グループでは，定期的にコミュニケーションシートやワークシートなどをスタッフに記入してもらい，リーダーはもちろん，理事長にも直接自分の気持ちや希望，業務改善のアイディアを伝える場を設けています．気軽にアイディアや意見が交換できる環境を作ると，より良い組織になっていくと思うので，そういった環境が築けるよう院長やリーダー，他のスタッフと意見交換をして話し合ってみてください．

Q33 接客が好きで，患者さまと直接会話できる医療事務に憧れて入社したのですが，実際の受付では患者さまのクレームが多く，小言をいわれたり，時に威圧的な方もいて，だんだんと仕事が辛くなってきて，転職も考えるようになってしまいました．今後，楽しく仕事を続けるにはどうしたら良いのでしょうか？

　せっかく接客が好きで入社したとのことなので，何か自分自身の成長に繋がる目標を作り，それに向かって仕事を頑張るようにすると良いと思います．

　クレーム対応が多いと辛くなる気持ちはよく分かります．でもだからこそ，クレームを言って来られた患者さまにご納得いただけた時や，患者さまから喜びの声をいただいた時の喜びは想像以上に嬉しいものです．

クレーム対応も仕事なので，クレーム対応力を磨く良い機会と前向きに考えるようにしてみても良いと思います．

　患者さまは何か困ったこと・分からないこと・不満など，ドクターや看護師にはなかなか言えないことも，受付スタッフには言いやすく，お声をかけていただく機会がとても多いです．なぜ診察時にドクターに聞いてくれないの…クレームは受付ばかり…とマイナスに感じてしまうかもしれませんが，でもそれをどこまで受付スタッフが汲み取れるかによって患者さまが安心して満足して通院いただけるか？　ということに関わってくると私は思っています．受付スタッフが，患者さまの不安や不満にどれだけ気づきお声がけできるのか．患者さまから話しかけやすい雰囲気を作り，気軽に質問相談できる環境を提供できるのか．それによって，患者さまの不安が解決されたり，治療に対する理解を深め健康に導けたり，ドクターや看護師が行う医療の提供と同じくらい大切なことを私たち医療事務員は行っているのだと思っています．
　患者さまが声をかけやすい身近な存在という立場を利用して，患者さまとたくさん接して信頼関係を築いてください．とってもやりがいのある仕事だと思います．

Q34 後藤さんと永延さんの講演 図4 を聞いて，クリニックにも使命や理念が大切だと言うことがわかりました．そこで，院長に当クリニックでも使命や理念を作りましょう，と進言しても，「医療機関の使命は患者さまの健康を守り，患者さまの命を救うことだ．当たり前のことなので，そんなものを作る必要性は無い」と一蹴されてしまいました．それでも使命や理念を作った方が良いのでしょうか？

　医療機関の使命は「患者さまの健康を守り，患者さまの命を救うこと」で間違いはないのですが，あまりに大雑把なスローガンでは，スタッフが具体的に行動することができないと思います．思い

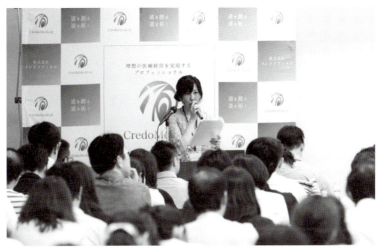

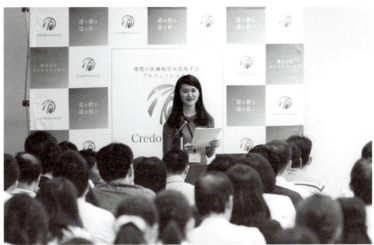

図4　後藤（上）・永延（下）によるスタッフ向けセミナー

描きやすい使命を作ることで，スタッフは同じ方向へ進むことができるようになります．当グループでは，使命を作る際に理事長がスタッフみんなの意見を聞いてくれました．当グループの使命は，スタッフみんなで作り上げた使命なのです．このように，思い入れのある使命であれば尚更スタッフは大切にし，使命を果たそうと頑張

ることができるので，**ぜひ使命や理念を院長とスタッフ全員で作り上げて行って欲しいと思います**．

　"患者さまの健康を守り，患者さまの命を救うこと"というのは医療機関として大切な使命ですが，ただそれだけだと漠然としていて何をすればいいかという明確なものが見えず，使命に向かって行動をするということが難しくなってしまいます．
　"患者さまの健康を守り，患者さまの命を救う"ためには，当院はどんな使命を持って行えばいいのか．そのクリニック特有の使命を持つことで，スタッフも何をすべきか想像をしやすく行動に移すことができ，スタッフが同じ方向を向くことができます．
　クリニックの特色を生かした組織固有の使命を持つことはとても大切なことだと思います．

あとがき

　本書を出版するにあたっては，さまざまな方々にご尽力をいただきました．御礼を申し上げてまいりたいと思います．

　真っ先に御礼を申し上げなければならないのは，本書を手に取り，最後まで読んでくださった読者の皆様です．本当にありがとうございました．心から感謝いたします．

　私たち『柊クリニックグループ』が誇る2人の医療事務職員，後藤のり子と永延梨沙の話が少しでも役に立ったとしたならば，これほどうれしいことはありません．

　私と同じようにクリニックを経営しているあなたへ．

　きっと「こんな事務職員がうちにもいてくれたらうちも助かるのに」などと思われたのではないでしょうか．クリニック経営にとって，医療事務職員は欠かすことのできない大切な存在であることは論を俟ちません．その必要性を再認識してもらった上で，良質な医療事務職員の育成に取り組むきっかけとなれば幸いです．

　すでにクリニックの医療事務職員として働いているあなたへ．

　「私も明日からやってみよう」と思える業務改善のヒントを，いくつか見つけることができたのではないでしょうか．後藤も永延も最初から仕事がうまくできた訳ではありません．幾度となくトラブルに見舞われながらも，持ち前のバイタリティで自分なりの解決策を見つけ出し，結果を出してきたからこそ今があるのです．

　もし「どうやったらもっと効率的に仕事ができるだろう…」「後輩が言うことを聴いてくれなくて…」といったことで悩んでいる方がいたら，何かひとつでもいいので本書で紹介しているとりくみを真似てみてください．そうすればきっと，道は切り開けることでしょう．

将来, 医療事務職員になりたいと思っているあなたへ.

医療事務という仕事の難しさを感じる一方, 楽しくてやりがいのある仕事だということを少しでも感じていただけたのではないでしょうか. 皆さんが志している医療事務の主な仕事は, カルテの作成, 管理や診療報酬の計算のほか, 受付業務や電話応対など. 影になり, 日なたになり, クリニックを支えています. 今や, その存在がクリニック運営の成否を握っていると言っても過言ではありません.

どこかのクリニックで働くことになった時, 後藤や永延がどんなことを思い, どのような仕事を行っていたか, 思い出しながら仕事をしてもらえたら, クリニック内のスタッフはもちろん, 患者さまからも愛される優秀な事務職員になれると思います.

忙しい業務の合間を縫って, 原稿を書き上げてくれた後藤と永延の2人には, 感謝してもし尽くしきれない思いでいっぱいです. 面と向かって言うのは照れくさいので, この場を借りて心からの謝意を伝えます.

「今まで本当にありがとう.『柊クリニックグループ』の今日があるのも, あなたたち2人の献身的な働きがあったからにほかなりません」

後藤のり子へ.

あなたとは『柊みみはなのどクリニック』の立ち上げ時からの付き合いになりますね. もう同志と言ってもいいような存在です. 医療事務の経験もなく働き始めたので, 仕事を覚えるのにひと苦労していたことを, 昨日のように思い出します.

ただ決して弱音を吐くこともなく, 常に前向きに業務に取り組む姿勢を見て, 何度も感心させられました.

特に大変だったのは, 東海豪雨災害の時と電子カルテを導入した時でしょうか. 周りのスタッフが次々と辞めていってしまう中, 本当はたくさんの不安を抱えていたでしょうが, 表にはあまり出さず, 努めて明るく振る舞ってくれていたのだと思います.

そうした人柄の良さが, スタッフにも患者さまにも認知されていたのでしょう.「柊アンバサダー選挙」では3年連続で1位となり, 見事に殿堂入

134

りを果たしました．この結果こそ，あなたが 20 年という長きに亘り，このクリニックと患者さまに尽くしてきてくれた証しではないかと思います．

　ただし，「子供たちの未来のために世界で一番ハッピーなクリニックを創る！」という私たちの使命はまだ道半ばの段階．いつか世界一と胸を張って言える日が来るまで，これからもともに歩んで行きたいと思います．

　永延梨沙へ．

　あなたは『柊みみはなのどクリニック』に入ったスタッフの中で，最も成長した人物です．何人ものスタッフを見てきた私が言うのだから間違いありません．その成長ぶりは本当に目を見張るばかりです．

　そもそも医療事務職員を採用する予定はなかったのに，「どうしてもここで働きたい」というあなたの熱意にほだされて急遽採用することになりましたが，入った当時の印象は，優等生というよりかは問題児といった印象です．「もっと休みが欲しい」とか「もっと給料を上げて」といった文句をよく言われていたような気がします（もっとも本人は覚えていないようですが（笑））．

　ところが，そんな問題児の仕事に対する意識がある日を境にガラッと変わりました．長年，医療事務職を経験された木村結花さんを招いて医療事務職員向けのセミナーを行った後ぐらいからですが，仕事をする時の目が明らかに変わっていったのです．それまでは，どちらかと言うと自分さえよければいいというタイプだった彼女が，突然リーダーとして目覚め，率先して後輩たちの指導にあたるようになりました．

　その後の活躍ぶりは彼女の書いた原稿の通り．患者さま向けにいくつもリーフレットを作ってみたり，ワン・オン・ワン・ミーティングやバディを自ら先頭に立って積極的に行ったり，私も思い付かないようなアイデアを次々出すだけではなく，実現に結び付けてくれました．その実行力には，頭が下がる思いです．

　入職当時の彼女のことを思うと，「本当に立派になったなあ」というのが偽らざる感想．まさに，本当の親になったような気分です．現在は後進の育成に力を入れてくれているので，第 2 第 3 の永延梨沙が誕生する日を楽しみに待ちたいと思います．

最後に，本書の出版の機会を与えてくださった，岩松様，歌川様をはじめ中外医学社の方々にも御礼申し上げます．医療事務職の必要性を理解し，その大切さを広く多くの人に伝えたいという希望をきいてくださり，出版をOK してくださったおかげです．

　本書の発行をきっかけに，ひとりでも多くの優秀な事務職員が育つことを願ってやみません．

　2019 年 7 月

医療法人る・ぷてぃ・らぱん　理事長
柊クリニックグループ最高経営責任者
柊みみはなのどクリニック大府柊山　院長

内藤孝司

きらめきのクリニック女子！
〜接遇・教育・心構え・お悩み解決まで〜 ©

| 発　行 | 2019 年 11 月 15 日　　1 版 1 刷 |
| | 2019 年 12 月 25 日　　1 版 2 刷 |

監　修	内 藤 孝 司
著　者	後藤のり子
	永 延 梨 沙

発行者	株式会社　中外医学社
	代表取締役　青 木　　滋
	〒 162-0805　東京都新宿区矢来町 62
	電　　話　　03-3268-2701（代）
	振替口座　　00190-1-98814 番

印刷・製本/有限会社祐光　　　　　　　＜ HI・MU ＞

ISBN978-4-498-04876-8　　　　　　　Printed in Japan

JCOPY ＜（社）出版者著作権管理機構 委託出版物＞

本書の無断複製は著作権法上での例外を除き禁じられています．
複製される場合は，そのつど事前に，（社）出版者著作権管理機構
（電話 03-5244-5088，FAX 03-5244-5089，e-mail: info@jcopy.
or.jp）の許諾を得てください．